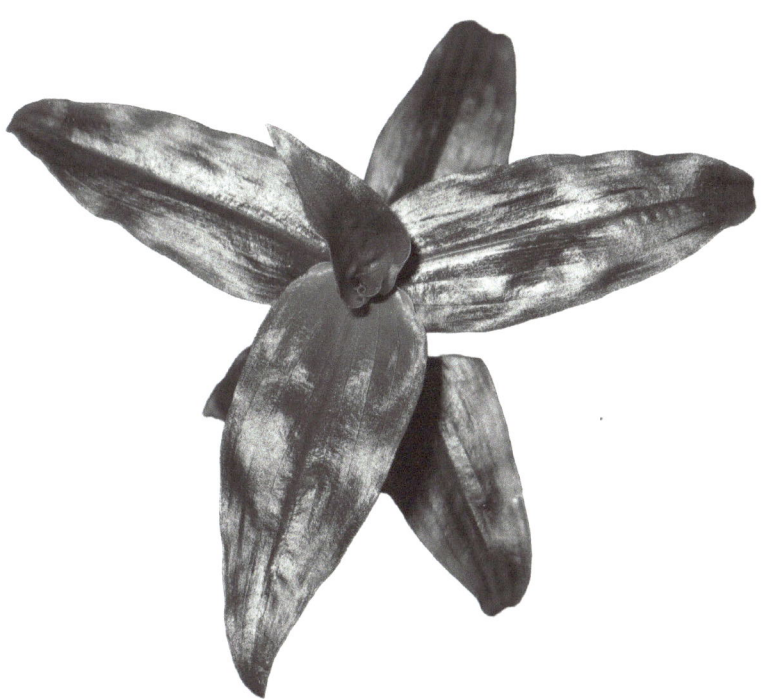

Bettina Klare arbeitet deutschlandweit als IT-Trainerin, Buch- und Webdesignerin. Dieser Job bedeutet viel Sitzen und wenig Bewegung. Nach einem Zusammenbruch verwirklichte sie 2002 eine komplette Neuorientierung in ihrem Leben. Dazu gehören viele Routinen, die ihr im Alltag helfen, den anstrengenden Job zu bewältigen und sich fit zu halten.

Dieses Buch soll eine Übersicht dieser Routinen geben und andere dazu anregen, vielleicht auch die ein oder andere Routine in den Alltag zu übernehmen. Schaden kann es nicht, nur nützen.

Ein Dank geht vor allem an die Eheleute Reiz in Hattingen, die Kisten voll von Literatur, Zeitschriften und vor allem Zuversicht in dieses Projekt investiert haben. Ebenso an meine Nachbarin Frau Ciupka, die ohne zu zögern gegengelesen hat und mit immer neuen Geschichten über die Helfer überrascht.

Auflage 1 / Januar 2015
© 2015 Bettina Klare

ISBN-13: 978-1505819649
ISBN-10: 1505819644

http://helferfuergesundheit.de/
http://helpersforhealth.com

Nachweise auf den Seiten 70 bis 72

Printed by CreateSpace

Bettina Klare

# Mit den Helfern gesund in die Zukunft

## „wir haben so viel und haben es doch vergessen"

Viele Tipps zum Gesundwerden und Gesundbleiben
ausprobiert und getestet von
Bettina Klare, Familie und Freunden

# Inhalt

## Vorwort

### Was war passiert

Es ist jetzt Frühjahr, die Sonne scheint für März ungewöhnlich warm. Heute morgen hat es mir nicht wehgetan die Treppe hinunterzulaufen. Was für die meisten selbstverständlich ist, ist für mich ein Wunder. Vor jetzt genau zwölf Jahren war bei mir chronische Polyarthritis diagnostiziert worden. Vorausgegangen waren einige Jahre mit diffusen Schmerzen. Dieses Hochgefühl ohne Schmerzen eine Treppe hinunterlaufen zu können, erweckte in mir das Bedürfnis anderen meinen Weg bis hierhin aufzuschreiben und ihnen eine Möglichkeit zu geben, vielleicht den ein oder anderen Tipp, im Buch genannt „Helfer" in den eigenen Alltag einzubauen. Manches wird von Rückschlägen begleitet sein und eine enorme Sturheit von Ihnen abverlangen. Ich möchte hier keine Wunderheilung propagieren, aber Sie vielleicht dazu motivieren, nicht alles hinzunehmen, Dinge zu hinterfragen, Krankheit auch in die Eigenverantwortung einzubeziehen und alles dafür zu tun, dass es besser wird, auch wenn es nicht klappen sollte (erstmal). Helfer für den Alltag möchte ich Ihnen hier aufzeigen, sie verursachen keine hohen Kosten oder verlangen Unmögliches, sie sollten nur mit Konsequenz angewendet werden.

## Wie es zu den Helfern kam

Mir ist aufgefallen, dass ich in unserer Wohnung ziemlich viele Sachen angehäuft habe, Nahrungsergänzungen, Nahrungsmittel, aber auch merkwürdige Dinge, die sich auf den ersten Blick dem Betrachter nicht erschließen, ein Reck z.B. oder Schröpfgläser oder eine Flasche Baltikumgold. Ich bin ein Mensch, der immer hinterfragt, recherchiert und vor allem gerne auch mal Neues ausprobiert. Als ich damals meine Diagnose bekam, wurde natürlich das Internet im selben Moment mein Freund, da ich hier im stillen Kämmerlein an Informationen gelangen konnte, die wenige Jahre zuvor nur mit viel Aufwand, Reisen, Telefonaten und Besuchen in Bibliotheken zu erfragen waren. Vieles hab ich in den letzten Jahren probiert, vieles davon auch wieder sein gelassen, vieles ist mein täglicher Begleiter geworden, was ich häufig nicht mehr realisiere, sondern erst in den erstaunten Blicken meiner Familie erkenne. (Sie ist übrigens ganz „normal" geblieben)

Mit den nachfolgenden Erzählungen möchte ich auch auf keinen Fall irgendwelche Meinungen über mich provozieren, ich weiß, dass ich mich irren kann, ich weiß, dass ich vielleicht auch völlig falsch liegen kann, trotzdem geht es mir heute besser als vor

10 Jahren. Ich höre nach wie vor sehr genau zu, wenn andere in Unterhaltungen ihre Erfahrungen austauschen. Vielleicht kommt dann wieder ein neuer Helfer in mein Leben.

Ich habe im Moment keine Rheumaschmerzen, fühle mich fit, habe wieder Freude am Leben und der Bewegung und falle keinem zur Last. Einen doppelten Boden für das Leben kann ich nicht herbeizaubern und vielleicht geht es mir in absehbarer Zeit ja auch wieder schlechter, dafür genieße ich die jetzigen Tage umso mehr. Vielleicht wird es Ihnen ja auch einmal gelingen, das wünsche ich mir.

Ich habe die „Helfer" in drei große Bereich geteilt, die ich abwechselnd vorstellen möchte, so wie sie sich in meinem Alltag auch bunt gemischt integrieren. Das ist der Bereich Bewegung, der Bereich Kochen, Ernährung und Nahrungsergänzung, sowie der Bereich, der alles Mögliche, nicht Kategorisierbares umfasst und deshalb „alles Mögliche" genannt wird.

Einleitend muss ich noch erzählen, dass ich bis zum ca. 40igsten Lebensjahr alles unternommen habe um meinen Körper nachhaltig zu ruinieren, ich habe gegessen, was mir gerade so einfiel und worauf ich Hunger hatte, ich hatte etwas Übergewicht, ich habe geraucht – am

Ende ohne Pause -, ich habe keinen Sport gemacht, und nur mit Stress gelebt, Signale, die mein Körper mir in dieser Zeit sendete ,wurden geflissentlich übersehen. Dass ich diese Zeit überhaupt überlebt habe, ist nur der grenzenlosen Fähigkeit des menschlichen Körpers zu zuschreiben, sich regenerieren zu wollen, häufig gelingt das nicht. Heute ist aus dieser Zeit noch ein hoher Blutdruck geblieben, der behandelt werden muss und die Neigung zu Diabetes, in Kombination mit Rheuma auch „metabolisches Syndrom" genannt, die Freifahrkarte in die medizinische Behandlung und die Abhängigkeit von Tabletten und anderen Menschen.

## Situation Rauchen abgewöhnen

Über dieses Thema gibt es meiner Meinung nach derart viel Literatur, Filme und medizinische Untersuchungen, dass ich es eigentlich nicht erwähnen wollte, aber zum Gesamtbild gehört es. Da es der erste Schritt zu meiner heutigen Situation war, muss es genannt werden.

Ich wurde 2001 mit einem sehr hohen Blutdruck bei einem Arzt vorstellig, der verschrieb mir Tabletten und überließ mich wieder mir selber. Ich begann zu recherchieren und beschloss, doch grundlegend an mir und meinem Leben etwas zu verändern. Der erste Schritt dazu war das Rauchen aufzugeben. Ich hatte mir vorher noch nie über meine Rauchgewohnheiten Gedanken gemacht, nur manchmal vermutete ich, dass es doch nicht so gut sein kann, ohne Unterlass zu rauchen, ich war voll abhängig.

In dieser Zeit war das Buch von Allen Carr „Endlich Nichtraucher" der Hit, ob es das jetzt immer noch ist, weiß ich nicht, da ich es ja nicht mehr benötige. Beim Lesen bemerkte ich mit Erstaunen, dass in dem Buch nicht so richtig viel steht. Trotzdem kauften die Leute es wie verrückt. Lauter Gedanken und Ideen aneinandergereiht und das sollte wirken, so wie es viele beschrieben? Ich legte das Buch wieder weg und rauchte weiter, aber es nagte im Hinterkopf an meinen Gedanken. Silvester 2001 auf 2002 stand der Entschluss fest und ich legte die Zigaretten weg. Was folgte, war eine schlimme Zeit, in der nur der Entschluss stand, nicht mehr zu rauchen und ich auch wirklich nicht mehr rauchte. Ich habe auch gehört, dass es umso schwerer mit dem Aufhören ist umso länger und mehr man geraucht hat, was auf mich zutraf. Häufig bekam ich während des Entzugs keine Luft, war aggressiv und konnte mich auf nichts konzentrieren. Was mir half, waren der super Gedanke im Buch von Allen Carr nicht

Verlust zu denken, sondern immer nur Gewinn - ich las es weiter und zu

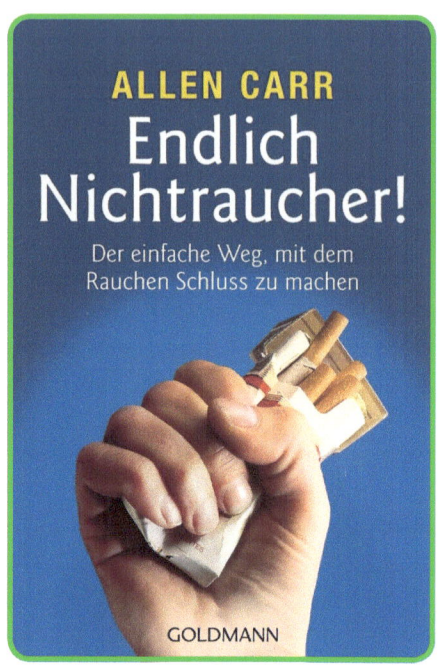

*ENDLICH NICHTRAUCHER - ALLEN CARR*

Ende. Mit den Wochen merkte ich, dass ich Gerüche wahrnahm (Gewinn), besser schmecken konnte (Gewinn), nicht alle fünf Minuten eine Pause (zum Rauchen) benötigte (Gewinn), bei Regenwetter oder kaltem Wind einfach auch mal drin bleiben konnte (Gewinn), wenn das Rauchen im Raum nicht gestattet war. Auch mein Mann genoss es, dass ich nicht mehr nach Rauch roch und schmeckte (Gewinn).

In der Phase der Rauchentwöhnung entwickelte sich bei mir das nächste Problem, was auch von vielen beschrieben wird, die das Rauchen aufhören. Ich wurde krank. Wochenlang tat mir mein ganzer Körper weh, manchmal so schlimm, dass ich mich nicht bewegen und nur möglichst bewegungslos liegen konnte. Ein Arzt verschrieb Joggen im Wald, der nächste Schmerztabletten, wieder ein anderer spritzte Cortison, was dann auch half, aber keine Lösung darstellte, da es vorprogrammiert war, dass die Schmerzzustände wieder kommen würden. Im April 2002 wurde dann Rheuma oder chronische Polyarthritis diagnostiziert, was mich zur nächsten Recherche trieb. Ich hatte den Eindruck, dass der Nikotinentzug in meinem Körper die schlummernde chronische Krankheit zum Vorschein gebracht hatte, in der Rückschau hatte ich schon immer, auch als Kind, rheumatische Zustände, war einmal im Jahr bestimmt schwer krank, das waren pro Jahr immer 3 Wochen im Bett. Ein deutlicher Hinweis auf ein geschwächtes Immunsystem. In meiner Kindheit und Jugendzeit hat man das Problem immer auf mich abgewälzt, wenn ich im Sport einfach nicht mehr konnte wurde ich als faul bezeichnet, konnte mir das aber oft nicht erklären, weil ich mir Mühe gab. Auch taten mir beim handschriftlichen Schreiben die Hände weh, so dass ich den Druck mit dem Stift oft wechseln musste und ein sehr schlechtes Schriftbild hatte.

Ich will nicht über diese Zeit lamentieren, nur zeigen, dass das Problem bei mir schon lange bestand und durch rechtzeitiges Eingreifen und verantwortungsvolleres Handeln meinerseits meinem Körper gegenüber vielleicht viele Probleme nicht aufgetreten wären. Ich bin in einer Zeit aufgewachsen, wo es zum guten Ton gehörte zu rauchen. Bei gutsituierten Leuten standen die abartigsten Behälter für Zigaretten, Spieluhren (Melodie: „das ist die Berliner Luft, Luft, Luft…"), Marmorgefäße, Schatullen aus Edelhölzern, sogar goldene Zigarettenbehälter und immer wohlgefüllt und immer bekam man Zigaretten angeboten und Kaffee, als armer Student nahm man natürlich gerne an und steckte sich auch häufiger mal ein paar Zigaretten in die Jackentasche. Wir haben damals alles geraucht, Tabak mit Zeitungspapier umwickelt, einmal hab ich mir die ganzen Augenbrauen versengt als ich kein Feuerzeug fand und die Zigarette an der Herdplatte versuchte anzustecken, Hauptsache Rauchen. Das ist heute nicht mehr so und es ist auch gut so. Ich bin aus der Rückschau der Meinung, dass Zigarettenrauchen schlimm ist, keine Kleinigkeit, dass man Nichtraucher damit total nervt und vor allem, dass der Körper mit der Zeit langsam aber stetig vergiftet wird und viele körperliche Funktionen durch Rauchen stark verändert und beeinträchtigt werden. Ich bin froh nicht mehr zu rauchen und rauchen zu müssen und dass viele junge Leute heute gar nicht mehr damit beginnen.

Aufhören kann man mit Rauchen nur, wenn man es will, im Kopf nicht denkt, dass man es vermisst und sich darüber im Klaren ist, dass Rauchen dem eigenen Körper (und anderen Körpern) extrem schadet. Solange man Rauchen für ein Kavaliersdelikt hält, wird es nicht klappen. Ein guter Helfer ist Allen Carrs Buch, das einen hier in die Selbstverantwortung nimmt. Ich kann es nur empfehlen.

## Situation Ernährungs-umstellung

Da ich viel und ohne Unterlass geraucht hatte, hatte ich immer nur wenig Zeit zu essen. Es schmeckte mir auch nicht. Das sollte sich sehr schnell ändern als ich mit dem Rauchen aufhörte. Essen fing plötzlich an zu schmecken und wurde ein wichtiger Teil in meinem Leben. Ich aß vorerst total gerne, heute tue ich das natürlich auch noch, aber anders. Eine Zeitlang machte ich dann die zu heiß gestellte Waschmaschine oder den Trockner dafür verantwortlich, dass meine Jeans nicht mehr passten,

aber ich musste dann doch kleinlaut zugeben, dass ich einfach zugenommen hatte und nicht zu wenig. Fast

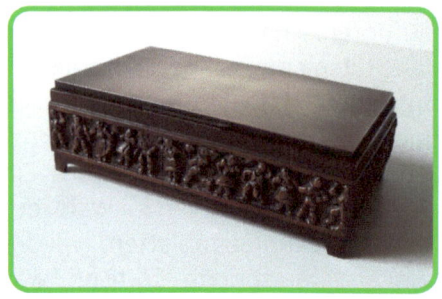

*EINE SPIELUHR AUS EDELHOLZ MIT INTARSIEN FÜR DIE „ELEGANTE" PRÄSENTATION UND DARREICHUNG VON ZIGARETTEN*

zehn Kilo mehr zeigte die Waage nach einigen rauchfreien Monaten. Gekocht hab ich immer schon gerne. Wenn meine Familie um den Tisch sitzt, dann finde ich es schön, wenn natürlich keiner sagt, dass es schmeckt, aber alle essen und nachnehmen und essen, dann weiß ich nämlich, dass es schmeckt.

Das erste, was man im Internet zu Rheuma findet, ist das Thema Ernährung und Nahrungsmittel. Die abstrusesten Behauptungen werden hier verbreitet. Warum soll ich maximal zweimal pro Woche Wurst oder Fleisch essen, ist das besser als dreimal oder schlechter als einmal? Von wem stammt das „zweimal"? Ich habe damals einen Heilpraktiker aufgesucht, der mir vegane Ernährung quasi als einziges Heilmittel vorschlug. Er habe sich auch damit geheilt von den schwersten Krankheiten. Hinterher hörte ich dann, dass er alles und gut aß, nur seine Patienten mit dem Thema Vegan unter Druck setzte und sich dabei köstlich amüsierte. In der Hoffnung mich vom Rheuma heilen zu können, stellte ich meine Ernährung dann auch um auf vegan. Meine Familie wollte nicht mitmachen und so fand ich mich am Herd wieder mit der Zubereitung von 2 Gerichten (gearbeitet habe ich auch dabei). Ich habe gelernt, sogar leckeren veganen Kuchen zu backen, dabei aber den Zuckergehalt (auch den von Agavendicksaft) nicht beachtet. Einzig den Käse bekommt man vegan wirklich nicht hin. Vielleicht sollte man bei dem ganzen „Veganhype" einfach mal erwähnen, dass es dabei hauptsächlich um den Schutz und die Respektierung der Tiere geht. Ich verstehe auch bis heute nicht, dass ich unbedingt eine vegane Bratwurst essen muss, die genauso aussieht und schmeckt wie eine „echte" Bratwurst. Was mag da nur drin sein? Ich habe fünf Jahre durchgehalten. Das Rheuma blieb bestehen, einzig die Schmerzzustände wurden etwas besser und die Schwellungen in den Gelenken dauerten nicht mehr so lange an. In der ersten Zeit habe ich dann eine türkische Freundin kennengelernt, die mir so einige Rezepte verriet und zusammen mit mir kochte. Die türkische Küche ist reich von „veganen" Rezepten und sehr lecker. Auch im Iran gibt

es viele „vegane" Rezepte. Ich werde meine Lieblingsrezepte vorstellen. Durch die relativ kohlenhydratreiche und eiweißarme Ernährung, vielleicht hab ich ja auch vieles falsch gemacht, hab ich noch mehr zugenommen und so die Diabeteswerte richtig gefördert, was mir aber auch wiederum nicht bewusst war. Nachdem ich ca. 2006 zwar etwas weniger Rheumaschmerzen hatte, mich aber wieder schlecht fühlte, musste ich mich doch in ärztliche Behandlung begeben und bin hier einem echten Arzt begegnet, der es akzeptierte und heute noch akzeptiert, dass ich durchaus auch selber in

*ESSEN SIE HÖCHSTENS ZWEIMAL FLEISCH ODER WURST PRO WOCHE. BEVORZUGEN SIE MAGERE SORTEN. (HTTP://WWW.APOTHEKEN-UM-SCHAU.DE/ERNAEHRUNG/RICH-TIG-ESSEN-BEI-RHEUMA-59295. HTML, 4.4.14*

Aktion trete und nicht alles „schlucke", was er mir vorschreiben möchte. Er diagnostizierte den Diabetes und riet mir wegen der Zuckerwerte von der veganen Ernährung ab, meinte aber dass es für die rheumatische Disposition durchaus richtig sei, komplett auf Fleisch zu verzichten, so könne man das Rheuma zwar nicht heilen, dafür aber die Schmerzen auf ein erträgliches Maß reduzieren. Der Diabetes führte dann zur nächsten Recherche.

## Situation Abnehmen

Liest man im Internet etwas zu Diabetes (Typ II) gelangt man sofort zum Thema Körpergewicht. Wie bereits erwähnt, hatte ich ordentlich zugenommen und hoffte nun durch Abnehmen den Diabetes wieder wegzubekommen. Das geht natürlich nicht, das ist ein Thema, was einen für den Rest des Lebens begleiten wird. Genauso wenig wie fleischlose oder „gesunde Ernährung" (hier fehlt die Definition) gleich Rheuma weg bedeutet. Im Lauf des nächsten Jahres verlor ich ca. 20 Kilo. Die Recherche hatte mich zur „Glyx-Diät" geleitet, welche eiweißlastig ist und Fleisch beinhaltet, was ich ja wieder nicht essen sollte und wollte. Ich suchte mir alle Nahrungsmittel heraus, die ich essen durfte und verteilte möglichst wenige davon über den Tag. Gemüse, wenig Obst, Fisch, wenigstens aß ich ja wieder Milchprodukte wie Joghurt, Kefir und Buttermilch. Auch hier half mir erneut der Gedanke „nicht Verlust sondern Gewinn". Die Hosen passten wieder (Gewinn), ich konnte mich besser bewegen (Gewinn), ich sah attraktiver aus (Gewinn), ich konnte mir neue Sachen kaufen und in der Umkleide in den Spiegel sehen (Gewinn), und vieles mehr, Gewinn auf der ganzen Linie, die Zuckerwerte besserten sich und liegen seit Jahren in einem Grenzbereich, und doch muss ich darauf achten.

Ich habe es geschafft, das Gewicht zu halten, unlogisch und ungerecht ist für mich manchmal, dass ich z.B. 400g esse und dabei 1400 g zunehme, mathematisch ist das nicht zu begründen, scheint aber durchaus ein Problem von Frauen zu sein. Wenn mein Mann ein Butterbrot weniger isst, die Betonung liegt auf „weniger", d.h. er isst durchaus einige, nimmt er sofort 1 Kilo ab. Aber wir wollen ja den Gewinn denken.

## Situation soziales Umfeld

Meine Sturheit, da gehören die Rauchentwöhnung und die Ernährungsumstellung auf zuckerfrei und fleischfrei dazu, - Alkohol war noch nie ein Thema gewesen - hat mir natürlich nicht nur Freunde gebracht. Dabei ging es bei mir immer nur ums Überleben. Aber wer wird sich schon gerne auf Feiern durch lebende Beispiele bewusst, dass der Alkohol, oder die Zigarette, oder das Grillfleisch vielleicht auch negative

*DAS „RICHTIGE" KÖRPERGEWICHT IST FÜR MENSCHEN MIT TYP-2-DIABETES VON GROSSER BEDEUTUNG, WEIL MIT ZUNEHMENDEM KÖRPERGEWICHT DIE WIRKUNG DES INSULINS IN DEN KÖRPERZELLEN ABNEHMEN KANN. BEREITS EINE MODERATE GEWICHTSABNAHME VON 5 BIS 10% DES AUSGANGSGEWICHTS BEI ÜBERGEWICHTIGEN PERSONEN WIRKT SICH POSITIV AUF DEN BLUTZUCKERSPIEGEL, ABER AUCH AUF DIE BLUTFETTWERTE UND DEN BLUTDRUCK, AUS. (HTTP://WWW.VIS.BAYERN.DE/ ERNAEHRUNG/ERNAEHRUNG/ER- NAEHRUNG_KRANKHEIT/DIABETES. HTM), 04.04.2014*

Begleiterscheinungen haben könnten. Einmal bin ich richtig angemacht worden, als ich nichts von allem Angebotenen essen konnte. Es gab und gibt auch andere Freunde, die ja

*Die Glyx-Diät - Marion Grillparzer*
*Verlag Gräfe und Unger*

erleben, wie viel besser es mir mittlerweile geht. Bei Feiern stellen sie dann auch mal einen Teller mit Obst oder Gemüse auf den Tisch, wohl wissend, dass ich dann regelrecht erleichtert bin, weil ich wieder ganz „normal" tun kann. Ich muss dann nicht erklären, warum ich mich anders ernähre und keinen (oder nur sehr wenig) Alkohol trinke, Süßigkeiten stehen lasse, und das Grillfleisch nicht beachte. In der Umstellungs-

phase wollte ich auch häufig andere mit meinen Tipps beglücken, hab das aber ganz schnell sein gelassen.

Falls Sie mir bisher gefolgt sind, möchte ich mich dafür bedanken. Im Weiteren möchte ich einfach die „Helfer" vorstellen, vielleicht ist ja die eine oder andere Idee für Sie dabei.

# Die Helfer

## Meine Klosterbürste

### Eine liebgewonnene Angewohnheit

Dieser Kupferbürste bin ich auf einem Markt in Düsseldorf begegnet, wo man alle möglichen Bürsten verkauft. Ich hatte vorher irgendwo gehört oder gelesen, dass es doch gut für die Haut und die Durchblutung sei, gebürstet zu werden und stellte mir das ziemlich schmerzhaft und schrecklich vor. Ich hatte ja begonnen alles im Eigenversuch zu testen und war angenehm überrascht, dass mir das Bürsten gut bekam. Die Kupferbürste war dann die ultimative Steigerung, auch noch mit Kupferdraht bürsten, einfach unvorstellbar! Nachdem dann nach dem ersten Bürsten meine Haut nicht wie erwartet in Fetzen von mir herabhing und ich es sogar als wohltuend empfand, gehört es mittlerweile zu meinen „Schönheitsritualen". Morgens nach dem Duschen und vor dem Eincremen wird erstmal gebürstet, das geht schnell und man ist hin-

*MIT EINER FLÄCHE VON EINEINHALB BIS ZWEI QUADRATMETERN IST DIE HAUT DAS GRÖSSTE ORGAN DES MENSCHLICHEN KÖRPERS. SIE MACHT RUND EIN SECHSTEL DES KÖRPERGEWICHTES AUS. DIE HAUT IST ABER NICHT NUR EIN ÄUSSERST UMFANGREICHES ORGAN, SONDERN AUCH EIN SEHR ZARTES. IM DURCHSCHNITT HAT SIE NUR EINE DICKE VON WENIGEN MILLIMETERN. DIE HAUCHDÜNNE KÖRPERHÜLLE IST IN DREI SCHICHTEN GEGLIEDERT: OBERHAUT, LEDERHAUT UND UNTERHAUT.*

*HTTP://WWW.GESUNDHEIT.DE/ KRANKHEITEN/HAUT-UND-HAARE/ HAUT-ALS-ORGAN/DIE-HAUT-UNSER-GROESSTES-ORGAN*

terher rundherum warm und entspannt. Die Haut leidet auch nicht darunter, sondern man merkt schon bald, dass die Haut dafür dankbar ist. Vor kurzem meinte auch mein chinesischer Arzt, dass ich eine auffallend „gute" Haut habe, er führt das natürlich auf seine Kräutertees zurück, wenn er wüsste, welche Arbeit damit verbunden ist! In der chinesischen Medizin wird der Haut viel mehr Bedeutung zugewiesen, als hier bei uns. Denkt man darüber nach, findet man schnell heraus, dass die Haut als Organ die größte Oberfläche von so einem Körper einnimmt, und allein schon Pflege und Gesundheit der Haut können zum Allgemeinzustand in großem Umfang beitragen.

### Textauszug von der Internetseite der Klosterbürste:[1]

*Bereits im Mittelalter wussten die Mönche und Nonnen um die wundersame, energiespendende Wirkung der Klosterbürste. Die Klosterbürste unterstützt beim Streben nach körperlichem und seelischem Wohlbefinden, weil die Massage mit dieser Bürste für einen energetischen Aufbau sorgt. Bereits eine tägliche Anwendung von nur drei Minuten ist ausreichend und wirkt vitalisierend, entspannend und durchblutungsfördernd.*

---

1  http://www.zentrum-der-gesundheit.de/ klosterbuerste.html

Die einzigartige Wirkung der Kloster-
bürste beruht auf der besonderen
Kupferlegierung der Borsten. Diese
Borsten erzeugen bei Reibung einen
winzigen Strom, der die gebürsteten
Bereiche sofort entspannt und den
Körper insgesamt revitalisiert. Mit der
Klosterbürste erzielt man eine unver-
gleichbar erfrischende, belebende
Massage. Die Klosterbürste wird in lie-
bevoller Handarbeit aus Buche herge-
stellt. Sie enthält einen Kupferdraht mit
Rosshaar, der ionisierend wirkt.

Bei Allergie gegen Kupfer oder Zinn, die
Bürste bitte nicht einsetzen!

Anwendungsempfehlung:

Für die Trockenmassage, intensive
Massage, sanftes Peeling, ionisieren-
der Effekt. Der mechanische Hautreiz
steigert die Durchblutung, wirkt
abwehrsteigernd, Hautschüppchen
werden gelöst, die Haut wird elasti-
scher. Der Blut- und Lymphkreislauf
wird aktiviert, Schlacken abtranspor-
tiert.

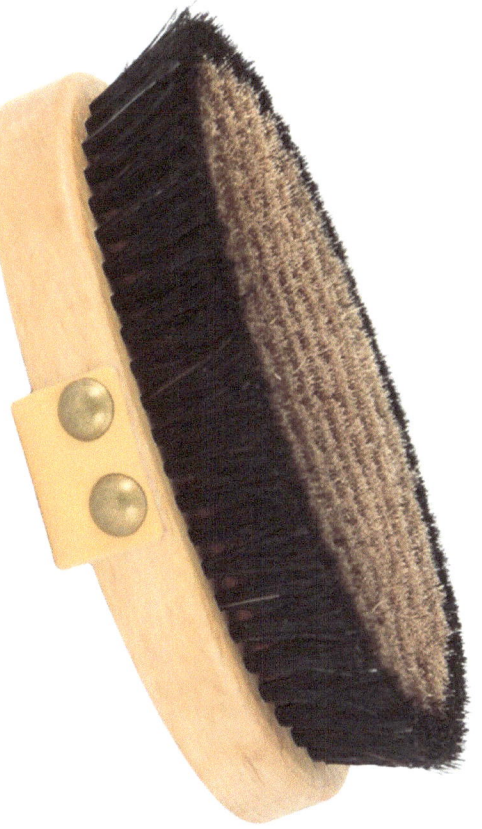

KLOSTERBÜRSTE

# Die „Knoblauchsoße"

### Wieso „Soße"?

Bekannte hatten mir von der Knoblauch – Zitronen Kur erzählt, einen Zettel in die Hand gedrückt und sagten, dass sie es lieber nicht ausprobieren wollten. Zitronen ja, Knoblauch na ja. Ich hab natürlich sofort neugierig und wollte es ausprobieren. Vorne weg: man fühlt sich gut damit. Das hätte ich nicht gedacht als

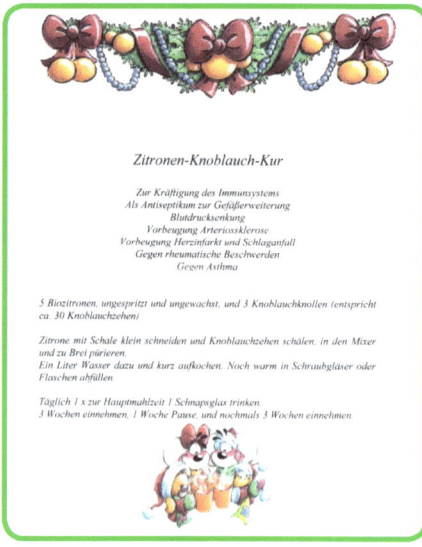

Familie gerne Wörter, die sich für uns nach einiger Zeit völlig normal anhören, für Außenstehende jedoch absolut unverständlich sind. Da mein Mann eine totale Aversion gegen Knoblauch hat, wurde daraus halt die Knoblauch Soße, wobei „Soße" so ein wenig negativ ausgesprochen wird.

### Das Rezept

#### Zutaten

Ca. 40 . . . kleine Knoblauchzehen

6 – 8 . . . . . Biozitronen

1 l . . . . . . . Wasser

#### Zubereitung

Die Knoblauchzehen schälen und mit dem Mixer oder dem Pürierstab zu einer Masse verarbeiten. Die Zitronen gründlich mit lauwarmem Wasser abschrubben und mit dem Messer zerkleinern, dann auch pürieren. Zusammen mit der Knoblauchmasse zu einer homogenen Masse verarbeiten. Jetzt zusammen mit dem Liter Wasser in einen Topf geben und kurz aufkochen. Abkühlen lassen.

ich das Rezept gelesen hatte. Da es leicht in den Alltag zu integrieren ist, schadet es auch nicht es einmal zu versuchen. Wir nennen es immer „Knoblauchsoße", da es sich nicht so appetitlich anhört wie Knoblauch Zitronen Kur. Wir erfinden in unserer

Ich fülle jeweils ca. ein Drittel der Masse in ein Schraubglas ab, welches ich vorher gründlich gereinigt habe. Ich gebe die noch heiße Knoblauchsoße hinein, verschließe es und stelle das Glas kurz auf den Deckel, um es luftdicht zu verschließen, so hält es sich im Kühlschrank appetitlich und frisch. Für alle meine Aktionen hab ich schon immer gerne Schraubgläser gesammelt, sie sind sehr praktisch, kosten nichts, auch für Joghurt- oder Kefirherstellung.

## Wie nimmt man die Masse ein?

Jeden Tag einfach ein oder zwei „Schnapsgläser" davon trinken. Wenn die Soße kalt ist, schmeckt sie sogar. Ein leicht bitterer, sehr „zitroniger" Geschmack. Durch die Verwendung der ganzen Zitronen riecht man nicht nach Knoblauch.

## Welchen Effekt erhofft man sich von der Masse?

Die Kur soll eine Abschwächung der Folgeerkrankungen von Arteriosklerose herbeiführen, die altersbedingt irgendwann mal anfangen, ob man möchte oder nicht. (mein Arzt frug auch letztens vorsichtig, ob er das Wort „Alter" bei mir erwähnen dürfte, das war sehr lustig). Die Knoblauch-Zitronen-Kur wird gerne eingesetzt um Blutdruck zu senken oder auch zu erhöhen, vielleicht sollte man besser ausgleichen sagen, alle Herz-Kreislauf-Erkrankungen sollen positiv davon beeinflusst werden.

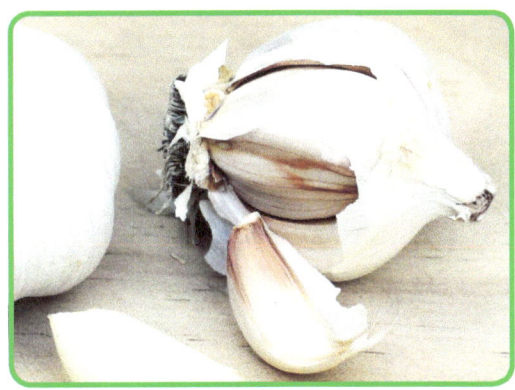

*KNOBLAUCH*

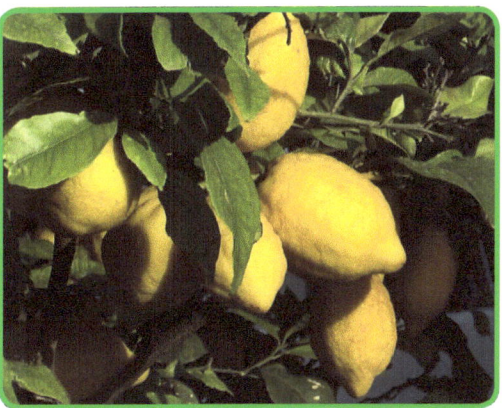

*ZITRONEN*

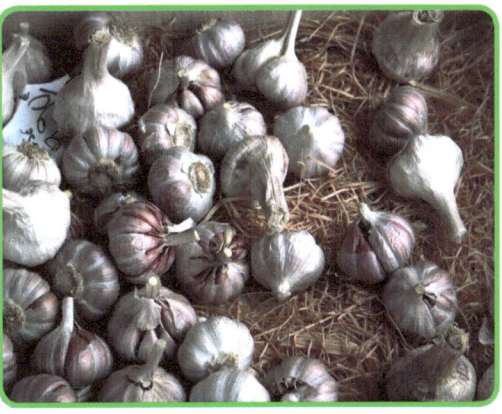

*KNOBLAUCH NACH DEM TROCKNEN*

# Schröpfgläser

Über die Schröpfgläser bin ich vor ca. sechs Jahren mehrmals „gestolpert worden", bis ich anfing mich dafür zu interessieren. Einmal haben wir eine alte Finca auf Mallorca besichtigt, die in ein Freiluftmuseum verwandelt worden ist. So eine Finca hatte ja die komplette Eigenversorgung zum Ziel, also musste auch ein medizinisches Behandlungszimmer im Haus vorhanden sein. Jedenfalls konnte man hier Schröpfgläser bestaunen. In einem sehr alten Dracula Film sieht man auch, wie der Professor mit

*ERST LETZTE WOCHE ERZÄHLTE MIR EINE BEKANNTE, DASS IHR DIE MUTTER IN IHRER KINDHEIT BEI HUSTEN UND BRONCHITIS IMMER DIE GLÄSER AUFGESETZT HAT UND DIE ATUMUNG SO ERLEICHERT HAT.*

Schröpfgläsern behandelt wird. Für Heilpraktiker sind sie natürlich Teil der Tagesordnung, und ein Bekannter erzählte mir, dass bis zum Krieg in Deutschland in jedem Haushalt Schröpfgläser zu finden waren. Was ist also dran an diesen Schröpfgläsern?

Man muss dazu sagen, dass es davon ein neueres Modell gibt. Früher musste man die Gläser über einer Kerzenflamme erhitzen und durch den Unterdruck wurden sie dann an die Haut angesaugt, heute gibt es sie mit einer Art „Ansaugpistole" und Ventilen, so dass man nicht mehr Gefahr läuft, die Haut an den Schröpfstellen wegzubrennen.

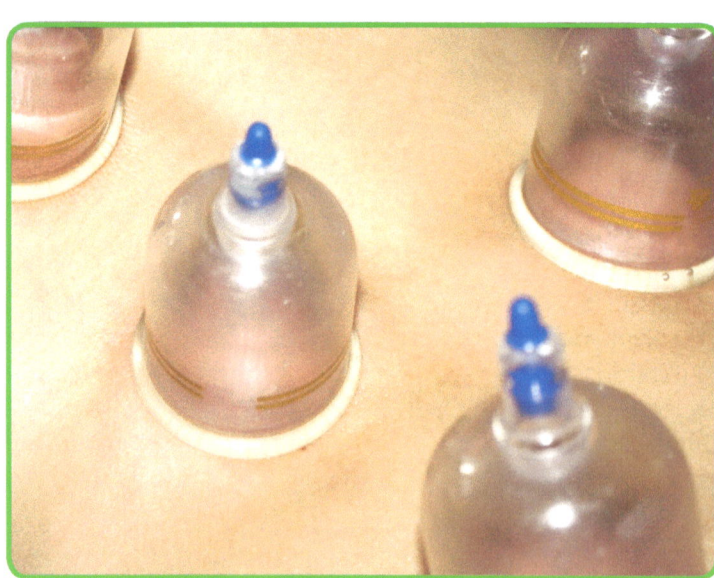

*SCHRÖPFGLÄSER TUN IHRE ARBEIT*

Ich habe Schröpfgläser bestellt: Zum Beispiel hatte ich oft Schmerzen in den Oberschenkelmuskeln, so setzte ich mich auf das Sofa, cremte die Oberschenkel ein und packte die Schröpfgläser auf die schmerzenden Stellen. Vorher hab ich natürlich die Familie unter allen möglichen Vorwänden weggeschickt. Die Creme lässt die Haut geschmeidiger reagieren. Eine halbe Stunde sollte man die Gläser schon aufgesetzt lassen. Zu Anfang tut es auch etwas weh, lässt dann aber schnell nach. Nachdem ich die Gläser abgenommen hatte, bekam ich an den Schröpfstellen schöne blaue Flecken. Ich war zuerst erschrocken, mittlerweile weiß ich, dass je blauer, desto besser ist, weil dann die Stelle umso kräftiger durchblutet wird um die „Verletzung" zu reparieren. Und gute Durchblutung bedeutet gesundes und schmerzfreies Gewebe. Nach nur einer Schröpfbehandlung waren die wochenlangen Muskelschmerzen wie weggeblasen.

Heute klingelt es schon mal häufiger bei mir an der Tür und Nachbarn und Freunde kommen zum Schröpfen. Schröpfen wirkt wie eine sehr tiefe Massage nur länger. Leidet man z.B. am „Karpaltunnelsyndrom" kann man sich die Gläser hinten im Schulterbereich auf die zwei muskulären Bereiche setzen und erreicht so eine Lockerung der ganzen Armmuskulatur, sowie eine Nervenberuhigung, das hält dann einige Wochen vor. Mit der Zeit bekommt man ein besseres Gefühl dafür wie fest man die Gläser aufsetzen muss. Lässt man sie zulange auf der Haut, kann sie platzen und es entstehen regelrechte Brandwunden, da sollte man vorsichtig agieren und immer wieder kontrollieren.

Bei Muskelschmerzen kann man mit den Gläsern eine regelrechte Wohltat erzielen. Auf Entzündungen darf man sie nicht aufsetzen, aber durchaus um den entzündeten Bereich herum.

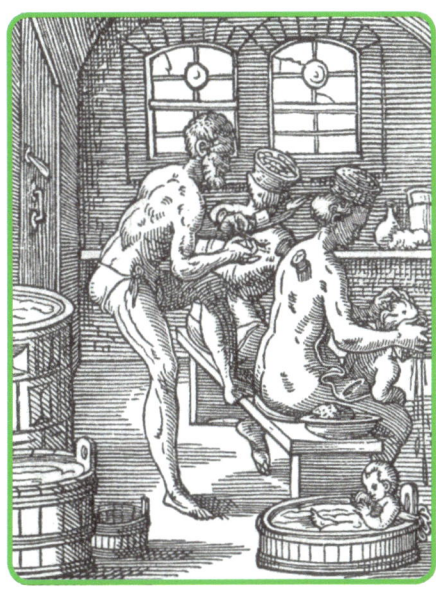

*BADEHAUSSZENE: BADER BEHANDELT BADEGÄSTE. STICH VON JOST AMMAN, 1568*

# Schwedenbitter

Schon seit ich ein kleines Mädchen war habe ich mir die Frage gestellt, warum die drei Weisen aus dem Morgenland dem Jesuskind ausgerechnet Weihrauch, Myrrhe und Gold mitgebracht haben. Als Kind dachte ich immer, dass es sich doch bestimmt mehr über Schokolade gefreut hätte.

Myrrhe wurde zum Einbalsamieren verwendet, war sehr kostbar und wirkt gut „bei Entzündungen der Mundschleimhaut. Sie wirkt auf der Haut desinfizierend, zusammenziehend und fördert die Narbenbildung. Sie besitzt eine blutstillende Wirkung. Myrrhe wirkt auch krampflösend und wird deshalb bei Darmerkrankungen eingesetzt."[1] Bei meiner rheumatischen Erkrankung geht es ja im Alltag immer um das Vermeiden von Entzündungsschüben. Ein Bekannter empfahl mir die „Schwedenkräuter", er selbst fühle sich durch die Einnahme schon seit Jahren wohl. Ein Bestandteil der Schwedenkräuter ist die Myrrhe.

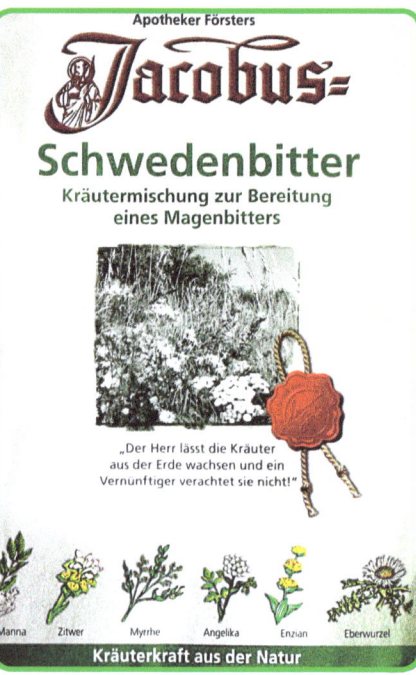

Gesagt, getan, wieder probierte ich so einiges aus, fertige Mischungen und alkoholfreie Mischungen, und kaufe mir jetzt regelmäßig in der Apotheke die Schwedenbitter Kräutermischung von Apotheker Förster. Hier sind die Kräuter Manna, Zitwer, Myrrhe, Angelika, Enzian und Eberwurzel getrocknet und gemischt enthalten.

Man benötigt noch eine Flasche Schnaps, wir benutzen Doppelkorn, zum Ansetzen der Kräutermischung. Die Kräuter werden aus der Tüte in eine Flasche gefüllt, dann mit dem Schnaps übergossen und die geschlossene Flasche geschüttelt. Für eine Woche oder durchaus auch länger bleiben die Kräuter jetzt in der Flasche mit dem Schnaps, welcher die Wirkstoffe nach und nach aufnimmt. Man sollte täglich einmal schütteln. Nach einer Woche oder später gießt man dann

1   http://de.wikipedia.org/wiki/Myrrhe

die Schnapskräutermischung in eine andere Flasche durch ein Sieb und trinkt vielleicht ein Schnapsgläschen voll davon am Tag. Die Bitterstoffe und die anderen enthaltenen Kräuter wirken positiv auf das gesamte Befinden und den Darm, Schübe werden seltener oder lassen ganz nach.

## Textauszug einer Internetseite[2]:

KLEINER SCHWEDENBITTER MIT GROSSER WIRKUNG

*Die Tatsache, dass der Schwedenbitter heute häufig auf die Rolle eines Verdauungslikörs nach fettigen Mahlzeiten reduziert wird, wird dem Kräutertrunk kaum gerecht, beachtet man die überlieferten Erfahrungen mit seiner heilkräftigen Wirkung bei einer Vielzahl von Beschwerden und Krankheiten.*

*Empfehlungen aus der „Alten Handschrift" des Dr. Samst*

*Die Verbreitung über ihre große Heilkraft verdankten die Schwedenkräuter insbesondere Maria Treben (1907-1991), die sich als medizinischer Laie zu einer angesehenen Kräuterkundigen entwi-*

*ckelte und deren Kräuterfibel „Gesundheit aus der Apotheke Gottes" -in mindestens 18 Sprachen übersetzt- zum Welterfolg wurde. Das Rezept zur Zubereitung des „Kleinen Schwedenbitter" soll danach ursprünglich dem Nachlass des schwedischen Arztes Dr. Samst entstammen, der –nicht zuletzt gestärkt durch seine Schwedenkräuterkerngesund im Alter von 104 Jahren bei einem Reitunfall ums Leben kam.*

*„Was bitter ist im Mund, ist innerlich gesund"*

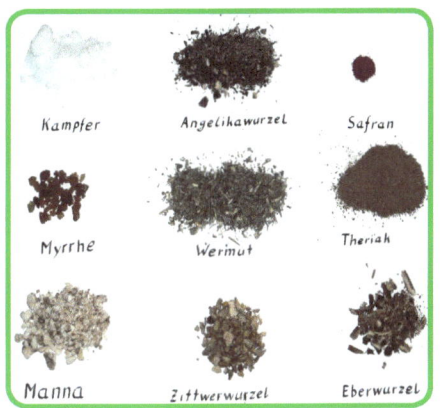

2   http://www.heilpraxisnet.de/naturheilpraxis/natur-heilkunde-schwedenbitter-mit-grosser-wir-kung-532.php

# Kefir

Nun sind ja vor einiger Zeit die Schwedenkräuter in meinen Tagesablauf integriert worden. Immer abends gibt es ein Gläschen davon. Zudem bin ich bei meinen Recherchen häufig auf die Nennung von Pilzen und deren Wirkung auf das Immunsystem gestossen. Kombucha wollte ich nicht so gerne benutzen weil sich der Kombuchapilz von Zucker ernährt und ich mir nicht vorstellen kann, dass das Getränk wirklich gut für Diabetiker ist. Der Kefirpilz ernährt sich von Milch, egal welche, und fermentiert diese. Durch den Kefirpilz wird ein Gährungsprozess in Gang gesetzt.

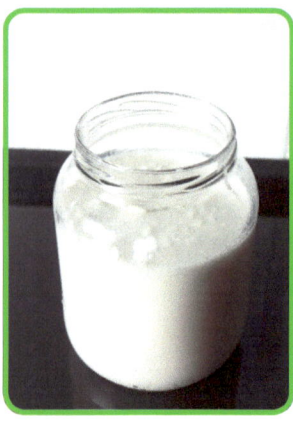

*KEFIRMISCHUNG IM GLAS*

Die positive Wirkung von Kefir wurde 1908 von einem russischen Bakteriologen erwähnt und hält sich seit dieser Zeit hartnäckig. Er hatte einen Zusammenhang zwischen dem hohen Alter von Bulgaren und deren regelmäßigem Verzehr von Kefir vermutet. Sei es wie es sei, in meiner Situation versucht man alles.

Ich bestellte mir eine Kefirknolle im Internet. Sie wurde geliefert in einem kleinen verschweißten Plastiktütchen und sollte für einen halben Liter Kefir ausreichen. Die frisch gelieferte Kefirknolle gibt man mitsamt der vergorenen Milch in der er schwimmt, in ein Weckglas oder irgendeinen anderen Behälter. Metall schadet dem Pilz, alle Geräte müssen aus Glas oder Plastik sein. Jetzt übergießt man die Knöllchen mit - am besten - H-Milch und stellt das Glas mit Deckel in einen Schrank. Wenn man möchte, kann man nach ein paar Stunden umrühren, das ist aber glaube ich nicht so wichtig. Nach einem Tag oder auch zwei Tagen ist das Kefirgetränk fertig, je länger es steht, desto cremiger wird die Substanz, aber auch desto intensiver. An den Geschmack muss man sich doch gewöhnen. Der hat nichts mit gekauftem Kefir aus der Kühlabteilung zu tun. Wenn der Kefir geliefert wird, sollte man das Getränk erst nach dem zweiten Durchgang trinken, da der Pilz sich erst eingewöhnen muss. Ich hab auch manchmal den Eindruck dass er nicht lecker ist, wenn ihm irgendetwas nicht passt, vielleicht die Milch, mit der er übergossen wurde, zu kalt war. Aber ich rede auch manchmal mit meinen Blumen, also einfach nicht so ernst nehmen.

Jedenfalls gibt es bei uns jetzt pro Tag immer ein Glas Kefir, die Knöllchen kann man im Urlaub auch mal im Kühlschrank lassen oder sogar einfrieren. Die Knoblauchsoße hat mein Mann erfolgreich abgewehrt, gegen den Kefir kann er nichts machen, er muss ihn trinken, da ich nicht ohne ihn hundert werden möchte. Ob der Kefir denn jetzt auch erfolgreich ist, kann ich zu diesem Zeitpunkt noch nicht sagen, da fehlen noch ein paar Jahrzehnte.

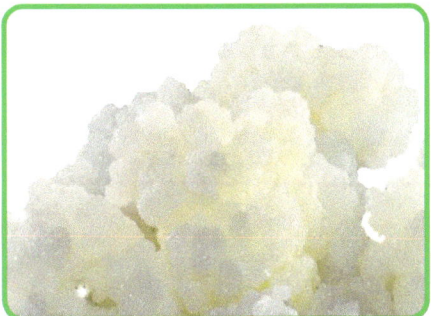

KEFIRPILZE

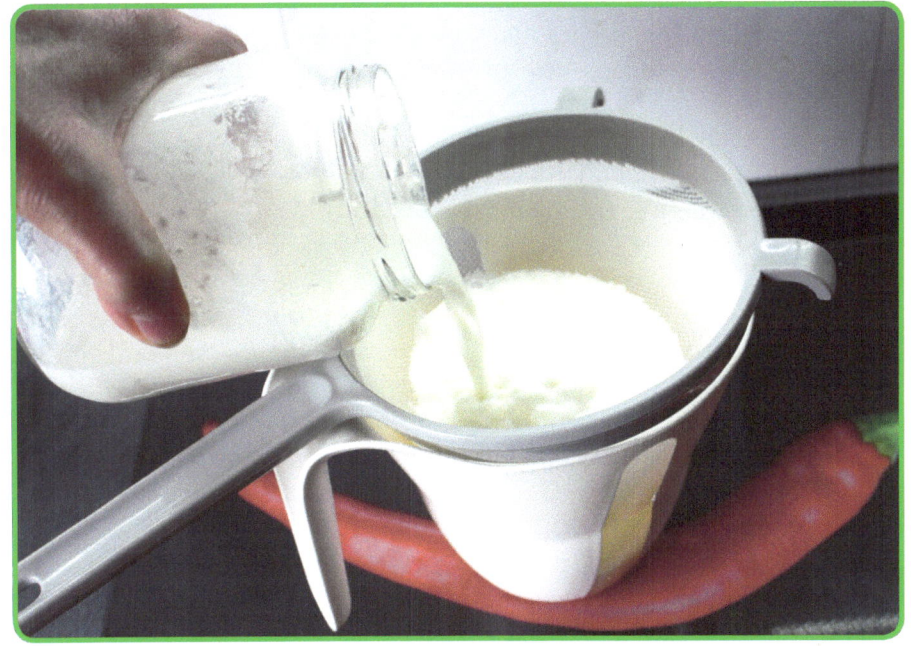

VERGORENER KEFIR

# Weihrauch

Durch die Myrrhe kam ich zum Weihrauch. Jedenfalls gedanklich. Kurz nach meiner Erkrankung waren wir in Venlo, einem niederländischen Ort direkt hinter der deutsch-niederländischen Grenze. Hier ist die Fa. Seuren[1] ansässig, die bekannt ist für Naturheilmittel und viele merkwürdige Mittelchen. Als ich dort nachfragte nach natürlichen, nebenwirkungsfreien Rheumamedikamenten wurde mir schon vor 10 Jahren der Weihrauch genannt, allerdings mit dem Zusatz, dass man ihn mindestens zwei (warum wieder die zwei?) Jahre! nehmen müsse, bevor er anfange zu wirken. Das hab ich dann schnell wieder vergessen, weil mir das zu lange gedauert hätte. Erst letztes Jahr kann ich mich an eine Meldung im Radio erinnern, wo Weihrauch als Mittel gegen entzündliche Prozesse genannt wurde in einer ganz offiziellen medizinischen Meldung. Im Zusammenhang mit der Myrrhe dachte ich dann vor einigen Monaten, dass man doch mal wieder einen Versuch starten sollte und bestellte mir Weihrauchtabletten von einem bekannten Händler aus dem Internet. Zwei bis sechs Tabletten am Tag soll man zu sich nehmen, das geht ordentlich ins Geld, da Weihrauchtabletten nicht gerade günstig sind. Beschäftigt man sich einmal damit wie er gewonnen und die Tabletten hergestellt werden, entwickelt man ein Verständnis für den relativ hohen Preis.

*„Der Olibaum war schon immer selten, denn zum Wachsen und Gedeihen braucht er besondere Bedingungen, wie Trockenheit und Boden mit bestimmten mineralischen Zusammensetzungen. Weltweit erfüllen nur wenige Regionen diese Besonderheiten. Heute liegen diese Gebiete für die Weihrauchgewinnung in Indonesien, im Jemen, im Oman und in Somalia."[2]*

Seit ich diese Tabletten nehme (immer zwei morgens), hatte ich keine Schübe mehr. Führe es aber nicht nur darauf zurück, sondern auf die gute Mischung aller „Helfer" und die gesamte Lebensführung.

## Textauszug einer Internetseite [3]

*„Wir kennen ihn aus der christlichen Liturgie: Weihrauch. Ohne ihn wäre eine katholische Messe undenkbar. Die heiligen drei Könige hatten ihn bereits als kostbare Gabe mit im Gepäck. Und brachten den Weihrauch vom Morgenland nach Bethlehem. In seiner Heimat ist der Weihrauch, genauer gesagt, das Weihrauchharz, seit Jahrtausenden bekannt, weil es bei vielen Krankheiten eine entzündungshemmende und*

1 http://www.seuren-health-store.com/

2 http://www.weihrauchpresslinge.de/die-geschichte-des-weihrauchs/

3 http://www.hr-online.de/website/fernsehen/sendungen/index.jsp?rubrik=81419&key=standard_document_48663909

schmerzlindernde Wirkung haben soll. Auch die alten Ägypter verwendeten Weihrauch bei der Mumifizierung und die Griechen nutzten es zur Heilung.

Könnte der Entzündungshemmer auf Naturbasis vielleicht sogar wirksamer und verträglicher sein als chemische Arzneimittel? Die Hoffnungen sind groß, der Markt ist riesig. Weihrauchprodukte sind bei uns überall erhältlich, ob in der Drogerie als Nahrungsergänzungsmittel, der Apotheke oder im Internet als Kapseln, Tropfen oder Globuli, jedoch bislang in völlig ungeprüfter Form.

Mit Weihrauchprodukten lässt sich Geld verdienen. Allein in Deutschland liegen die Umsätze bei vielen Millionen Euro pro Jahr. Das Problem dabei ist, dass diese Produkte nicht wie Arzneimittel getestet werden müssen. Es gibt keine Zulassungsbeschränkungen."

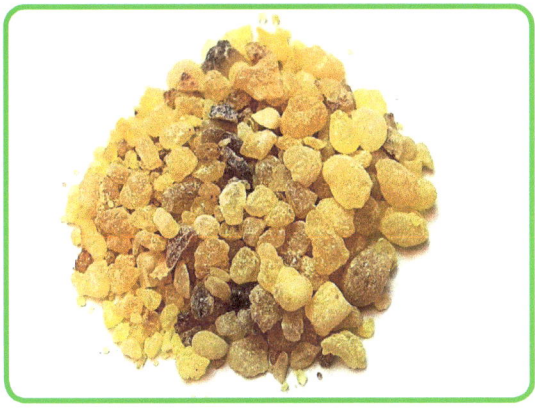

*WEIHRAUCHHARZ*

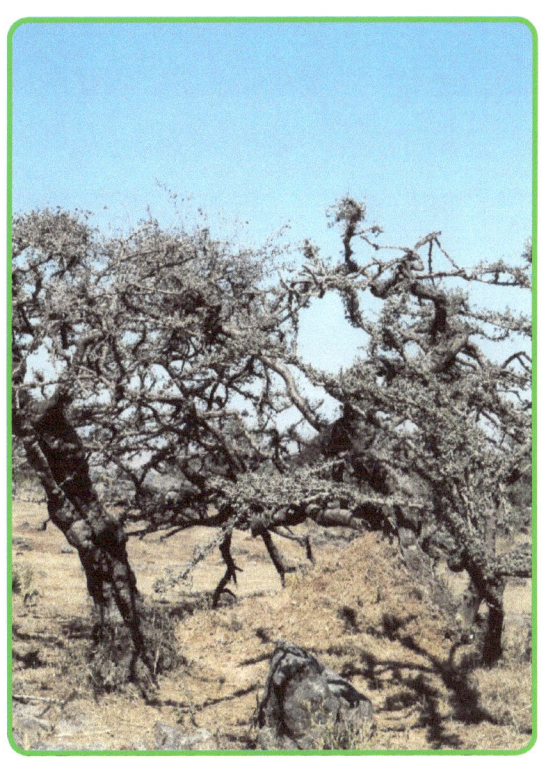

*WEIHRAUCHBAUM*

## Die Freude (auch ein Helfer, und ganz umsonst)

Wenn ich heute mit meinem Mann hier in unserem angeblich so häßlichem Ruhrgebiet sonntags mal um den „See", das ist der Kemnader See, ein Erholungsgebiet für die Menschen im Ruhrgebiet, laufe, dann freue ich mich einfach. Darüber, dass ich laufen kann, darüber, dass ich so weit laufen kann, darüber, dass die Natur am See wunderschön ist, und überhaupt über alles. Heute war es wieder besonders schön, da die Sonne für April sehr warm war, die Bäume sich frisch geschmückt hatten und nicht so viele Menschen am See waren wegen der Urlaubszeit. Ich glaube wir sollten wieder lernen uns überhaupt einmal zu freuen, das tut auch körperlich gut und verscheucht dumme Gedanken. Vor ein paar Jahren hab ich dazu ein Gedicht gefunden: Wie muss die Welt zu dieser Zeit wohl noch schön gewesen sein, dass Ernst Moritz von Arndt solche Gedanken entwickeln konnte!

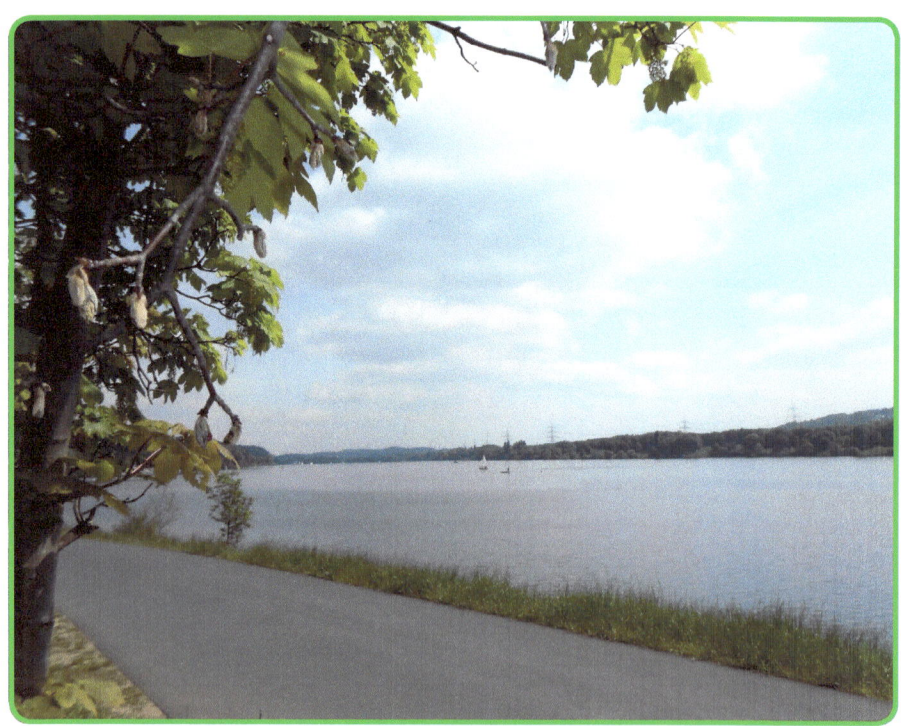

## Gedicht über die Freude

Freundlich leuchten dir Sonne, Mond und Sterne,
Freundlich schimmert das Blumenkleid der Erde,
Tiefer rauschet das Meer mit seinen Wellen
Furchtbar und lieblich.

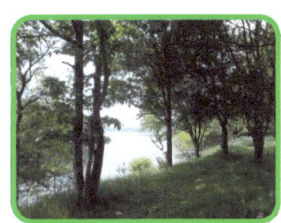

Droben kreist in Sonnenglut der Adler,
Drunten sumset der Käfer und die Milbe,
Aus den Büschen tönen der Nachtigallen
Zärtliche Lieder.

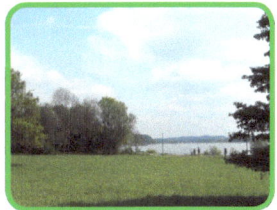

Ja, du bist schön und golden, Mutter Erde,
Schön in deinen rosigen Abendlocken,
Duftig in deines Erwachens Silberschimmer,
Bräutlich und züchtig.

Lustig hüpfest du hin im Weltentanze,
Alle deine Kinder am warmen Herzen,
Wandelst freudig dahin in deiner Sonne
Funkelndem Reigen.

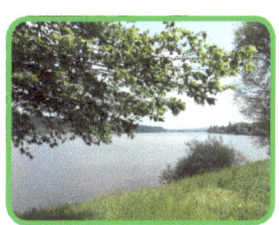

Lustig sei und lachend des Menschen Stirne!
Nur dem Fröhlichen blüht der Baum des Lebens,
Dem Unschuldigen rinnt der Born der Jugend
Auch noch im Alter.

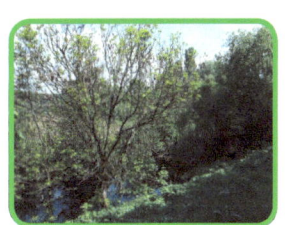

Heiter schwimmet die Luft mit ihren Sternen
Auf dem Busen des sanftbewegten Meeres,
Doch gestaltlos zittern auf wilden Wogen
Bleichende Schimmer.

Ernst Moritz Arndt, 1797

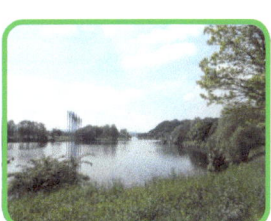

# Essblumen

In meinem „normalen" Leben arbeite ich mit Computern, was wirklich einen starken Kontrast zu meinen Interessen über Natur, Naturheilmittel, Ernährung und Bewegung bildet. So kam ich eines Tages dazu in einem abgeschiedenen Kloster in Witten die Nonnen in Sachen Computer fit machen zu dürfen. Nach jedem Unterrricht wurde ich reich und liebevoll beschenkt.

Einmal im späten Frühjahr drückten mir die Nonnen zum Abschied einen „Ess-Strauß" in die Hand. Das war für sie ein alltägliches Wort. Bei Google gibt es dieses Wort nicht. Die Nonnen meinten ich könne den ganzen Strauß essen im Salat und als Kräuterzugabe.

Also zum nächsten Mittagessen hab ich den Strauß kleingeschnitten und den Salat mit bunten Blüten dekoriert. Meine Familie war wieder einmal sehr erstaunt, dass sie Blumen essen sollten, aber dann fanden sie es doch sehr lecker. Enthalten waren Borretsch, Veilchen, Gänseblümchen, die Ringelblume und Zichorien, auch eine Rose war dabei.

Falls Sie so einen Strauß verschenken möchten sollten Sie vorher recherchieren, welche Blumen auf keinen Fall gegessen werden dürfen, es

gehören Fingerhut, die Christrose, Schierling und viele andere dazu, nicht dass es den Beschenkten dann schlecht geht.

Als ich dann über die Wirkung der Blumen zu recherchieren begann, musste ich mich doch sehr wundern, wie reich die Nonnen mich beschenkt hatten.

**Borretsch** wird verwendet gegen Herzschwäche, Stoffwechselprobleme, äußerlich gegen schlecht heilende Wunden.

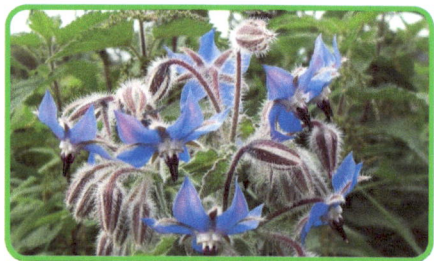

*BORRETSCH*

**Veilchen** wird heute gegen Husten und Bronchitis eingesetzt

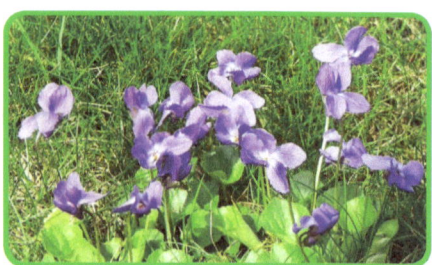

*VEILCHEN*

**Gänseblümchen** verwendet die Volksheilkunde zur Anregung von Appetit. Ödeme sollen durch Gänseblümchen Tee verschwinden. Umschläge mit Gänseblümchen Tee klären das Hautbild. Auch Rheuma soll durch Gänseblümchentee gemildert werden.

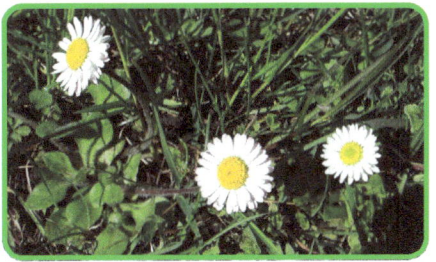

*GÄNSEBLÜMCHEN*

Die **Ringelblume** findet ihre Verwendung in Heilsalben, innerlich hilft sie auch bei Verdauungsproblemen. Sie ist eine Bereicherung in den Gärten, wo sie zu eine schönen orangenen Färbung beiträgt.

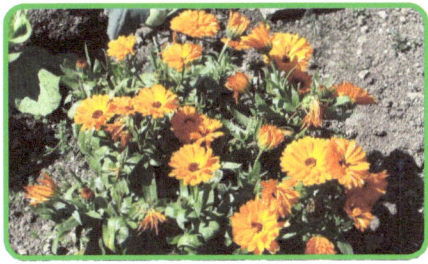

*RINGELBLUME*

Die **Zichorie (Wegwarte)** wirkt wiederum anregend auf die inneren Organe, vor allem auf die Leber. In der Bachblütentherapie wird sie gerne für um die Familie zu sehr besorgte Menschen eingesetzt.

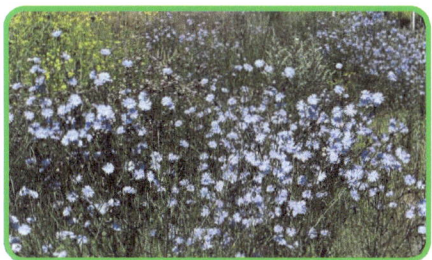

*ZICHORIE*

*EINE HANDTVOLL WEGWART IN WASSER GESOTTEN VND GETRUNCKEN*

*FÜHRT AUS DIE GALLEN VND WEISSEN SCHLEIM DURCH DEN STUHLGANG...*

*EIN DECOCTION GEMACHT AUSS DEM KRAUT VND WURTZEL*

*MIT WEIN ODER WASSER*

*VNND WARM GEDRUNCKEN*

*ERÖFFNET DIE LEBER VND MILTZ*

*SOLL GENÜTZT WERDEN IM ANFANG DER WASSERSUCHT VND CACHEXIA.*

*SOLCHES VERMAG AUCH DAS GEBRANNT WASSER*

*VNND IST TREFFLICH GUT ZU DEM HITZIGEN MAGEN*

*ZU ALLEN BRENNENDEN FEBERN*

*VNND SCHWACHHEIT DES HERTZENS GETRUNCKEN..*

*DIENET AUCH ZUM HITZIGEN PODAGRA...*

*(HIERONYMUS BOCK)*

## Gold des Baltikum

Natürlich bin ich dieser Flüssigkeit beim Stöbern im Internet begegnet, wie immer auf der Suche nach dem Allheilmittel gegen Rheuma. Aus den vorangegangenen Kapiteln wird es bestimmt schon ersichtlich, dass das Thema Gesundheit nicht eindeutig zu zuordnen ist, es gibt keine 1:1 Lösung, wie kein Fleisch - kein Rheuma, oder kein Industriezucker -

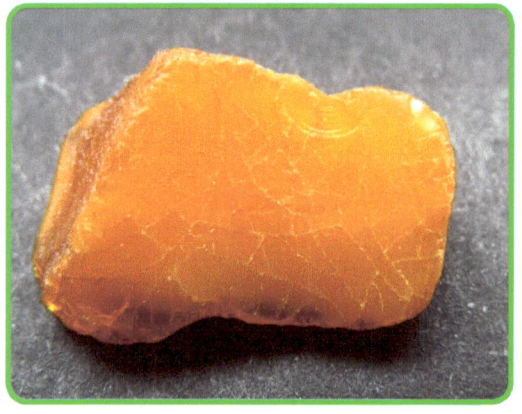

BERNSTEIN

kein Diabetes. Es spielen immer viele Faktoren im Gesamtbild und tragen zu einem bestimmten Zeitpunkt zu einer bestimmten Konstitution bei.

Das „Baltische Gold" ist auch ein anderer Name für Bernstein, der gerade im Baltikum häufig gefunden wird.

*„Der Bernstein wirkt bei Migräne, Allergien, Ekzemen und Hautausschlägen. Außerdem werden mit Erfolg Tierallergien, Heuschnupfen und auch Blütenpollenallergien damit bekämpft. Er nimmt auch den kleinsten Erdenbürgern ihre Schmerzen beim Zahnen und uns Erwachsenen bei Zahnschmerzen nach Wurzelbehandlungen und bei Mundentzündungen. Doch sein Schwergewicht liegt eindeutig bei Arthritis, Arthrose, Weichteilrheuma, Rheuma und Rückenschmerzen. Zudem ist der Bernstein hilfreich bei Halsschmerzen, Grippe, Fieber, Augenleiden, Ohrenschmerzen und Infektionen der Atemwege, wie Bronchitis und Husten, sowie Asthma und Bronchialasthma. Der Bernstein regt den Stoffwechsel an, unterstützt die Leberfunktion und die Schilddrüse. Auch bei Verletzungen, Entzündungen z, B. an Knien, Fußgelenken, Hüften und bei Sehnenscheidentzündungen verhilft der Bernstein zur schnellen Heilung*[1]

Es gibt viele Zusammensetzungen, die Bernstein enthalten, Salben, Bernstein-Säure, Bernstein-Öl, Granulat und auch Likör.

Wenn mir die Hände mal wehtun, reibe ich sie gerne mit dem Fluid ein, das wärmt und tut einfach gut.

---

1   http://www.faszination-bernstein.de/naturheil-kraft-des-bernsteins.html

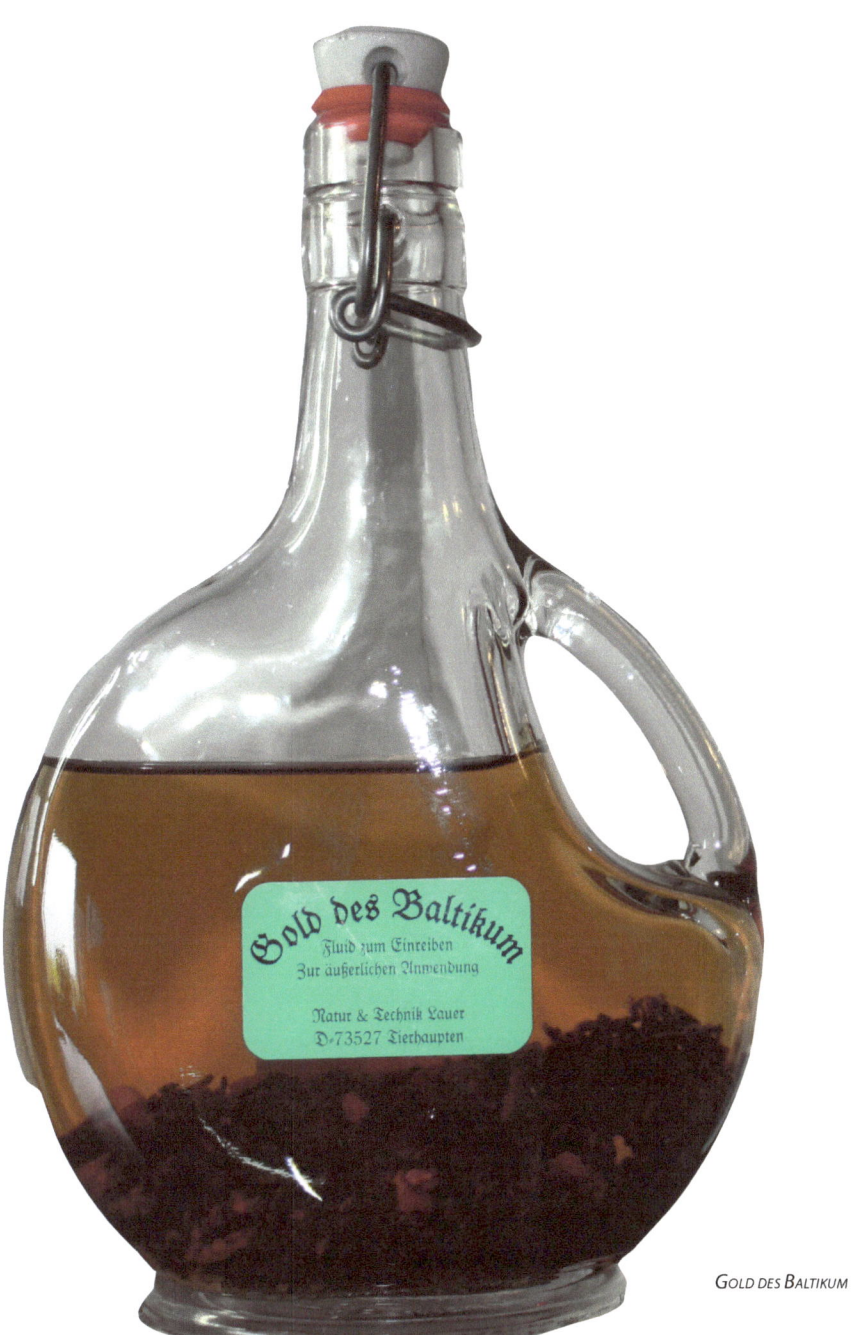

GOLD DES BALTIKUM

# Joghurt

Wir verwenden gerne für Mixgetränke wie Erdbeermilch oder Bananenmilch einen großen Teil Joghurt und nur wenig oder gar keine Milch. So werden die Mixgetränke etwas fester und schaumiger in der Konsistenz. Nachdem mir die vielen Joghurtbecher unangenehm waren, hatte ich die Idee Joghurt selbst herzustellen. Es gibt dafür Joghurtbereiter, sie sind nicht teuer. Es werden mehrere Varianten angeboten, welche, die ohne Strom auskommen, welche mit einem Liter Volumen, wir haben jetzt einen mit zwei Liter Volumen, dann muss man nicht so häufig Joghurt ansetzen, es hält sich im Kühlschrank circa eine Woche. Für den ersten Ansatz benötigt man einen Becher Biojoghurt, oder Joghurtkulturen, das Biojoghurt gibt man in den Joghurtbereiter und füllt dann mit Milch auf, wer auf die Linie achten muss, sollte dafür Milch mit 1,5% Fettgehalt nehmen, obwohl die fettreichere Variante auch länger satt macht und so die fettarme Variante wiederum ausgleicht. Der Vorteil des selbst hergestellten Produktes ist einfach der, dass man die Inhaltsstoffe kennt. Ich habe gelesen, dass in den Kaufprodukten oft Zucker, Gelatine und weitere Zusatzstoffe enthalten sind, um den Geschmack des Kunden zu treffen. Betrachtet man die Produkte in den Kühltheken einmal in Ruhe, so muss man sich sowieso wundern, wieviele Milchprodukte mittlerweile auf dem Markt sind und verkauft werden.

Joghurt herzustellen ist wirklich einfach. Man stellt den gefüllten Joghurtbereiter irgendwo in die Ecke und nach ca. 10 bis 14 Stunden ist leckeres Joghurt fertig.

Eine andere Gewichtung bekommt Joghurt wenn man die probiotischen Eigenschaften betrachtet. Man kann dem Joghurt z.B. Inulin beimischen. Inulin macht den Joghurt cremiger, trägt aber auch zur Anreicherung der Darmflora mit Bakterien bei, was wiederum Auswirkungen auf den gesamten Organismus hat.

### Apfel Joghurt Frühstück

Wenn ich abends ins Bett gehe freue ich mich schon auf das Frühstück!

Wir besitzen einen mechanischen Zerkleinerer für Obst und Zwiebeln. Damit kann man Äpfel in kürzester Zeit sehr klein schneiden, so dass sie nicht matschig werden, sondern wirklich klein geschnitten sind. Es eignet sich jeder Apfel dafür.

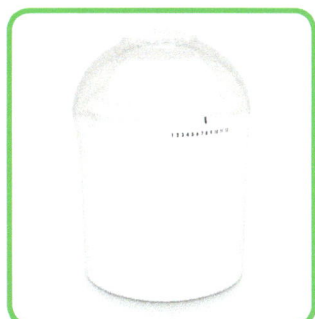

*Zwei LIter Joghurt Bereiter*

Morgens werden dann zwei Äpfel damit zerkleinert, dann gebe ich immer zwei oder drei Esslöffel Haferflocken und soviel Joghurt dazu, wie ich mag.

Dieses Frühstück ist schnell zubereitet, hält wirklich lange satt. Es ist saftig und man hat das Gefühl, dass die frische Nahrung gut tut.

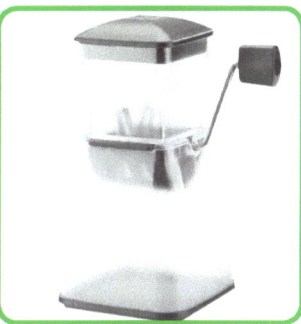

*Gefu Zwiebel Schneider*

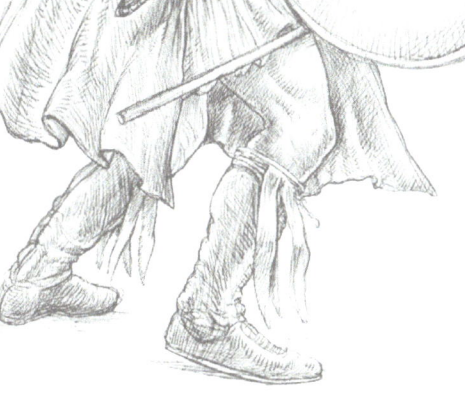

*Schon im 3. Jahrundert v. Chr. wurde Joghurt von den Thrakern hergestellt, das steht jedenfalls überall :)*

# Crosstrainer und Hula Hoop

Häufig muss ich ganztags arbeiten. Dann fehlt mir, da ich dann auch nur sitze, einfach die Bewegung.

Ich habe herausgefunden, dass es mir nicht gut bekommt, wenn ich mich zu sehr anstrenge bei sportlichen Aktivitäten. Alle sanften Bewegungen, dafür umso ausdauernder, tun mir gut. Schwimmen in nicht zu kaltem Wasser, mit meinem Mann spazierengehen, nicht joggen, Fahrradfahren, aber nicht Rennen fahren, das sind Bewegungsabläufe, die mir gut tun.

Wenn ich nun den ganzen Tag gearbeitet habe, möchte ich einfach nicht mehr ins Schwimmbad fahren oder im Dunkeln spazierengehen und so habe ich vor ca. zwei Jahren begonnen nach einem Sportgerät Ausschau zu halten, welches mir sanfte Bewegung und Ausdauertraining verschafft. Einen Heimtrainer hatte ich schon, bin auch lange Jahre damit gefahren, aber mir fehlte die Bewegung des gesamten Körpers. So bin ich auf den Crosstrainer gestoßen. Sucht man in Foren wird überall dieses Sportgerät empfohlen. Zu Beginn wollte ich Geld sparen und habe mir einen Crosstrainer von einem bekannten Discounter gekauft. Die Geschichten, die wir damit erlebten, würden schon alleine ein Buch füllen.

Die Trainingseinheiten auf dem ersten Crosstrainer fühlten sich aber sehr gut an, nur waren wir gezwungen, uns schon nach kurzer Zeit einen neuen Crosstrainer zu kaufen, hier haben wir richtig investiert.

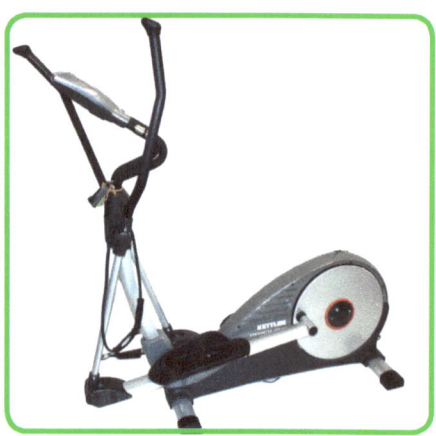

*CROSSTRAINER VON KETTLER*

Der einzige Nachteil am Crosstrainer ist die Größe. Man benötigt Platz um ihn aufstellen zu können.

Ich habe den Crosstrainer so stehen, dass man dabei Fernsehen kann, Nachrichten werden jetzt immer „laufend" angesehen. Auch kann man sich eine „Buchablage" oben drauf legen, so dass man durchaus auch beim Training lesen kann.

## Hula Hoop

Das zweite meiner Trainingsgeräte habe ich anfangs nur aus Spaß gekauft, es war nicht teuer, sah aber sehr interessant aus.

Als Kind hatte ich mit großer Ausdauer mit einem Hula Hoop Reifen gespielt, ich konnte gar nicht genug davon gekommen. Dann wurde bei Tchibo ein Hula Hoop Reifen angeboten, der war doppelt so groß und hatte ein ziemliches Gewicht. Ausprobieren kann man ja mal. Vom vielen Sitzen hatte ich ab und zu Rückenschmerzen vor allem im Lendenwirbelbereich. Das wurde mit dem Crosstraining zwar besser,

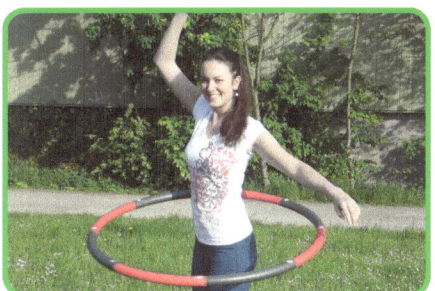

*JUNGE FRAU BEIM TANZEN MIT DEM HULA HOOP REIFEN*

jungen Dame auf dem Foto auch ansieht. Durch die leichte, aber doch intensive Bewegung wird die gesamte Bauch- und Rückenmuskulatur angesprochen. Ich habe auch das Gefühl, dass die Bauchorgane dabei kräftig massiert werden. Die Rückenschmerzen im Lendenwirbelbereich sind weg.

Mittlerweile kann ich Hula Hoop wieder so gut, dass ich versuche mich, bei drehendem Reifen um mich selber zu drehen, als Kind konnte ich das, es ist aber ziemlich schwierig. Für die Koordination ist das eine gute Sache. Vor kurzem habe ich dann erfahren, dass es Hula Hoops mit unterschiedlichen Gewichten gibt, sogar einen, der mehr als drei Kilo Gewicht hat, das ist aber nur etwas für gut trainierte Anwender, sonst sind blaue Flecken sicher und Spaß macht das dann auch nicht.

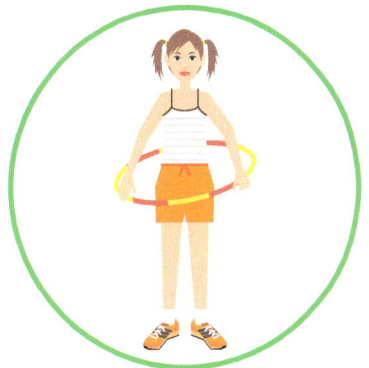

ging aber nicht komplett weg. Umso erstaunter war ich, nachdem ich den Hula Hoop ausprobiert hatte, dass ich wirklich sehr viel Spaß damit hatte und habe, zusammen mit Musik ermöglicht der Hula Hoop eine wunderbare Bewegung, was man der

# Der Schulterexpander

Zu Beginn meiner „Recherche"-Zeit, wurde ich einmal nachts wach und hatte das Gefühl, dass ich mir im Schlaf das Schultergelenk ausgerenkt oder gebrochen hatte. Mein Mann brachte mich ins Krankenhaus, da ich vor Schmerzen nicht an mich halten konnte. Es war der erste richtige Rheumaschub im großen Gelenk.

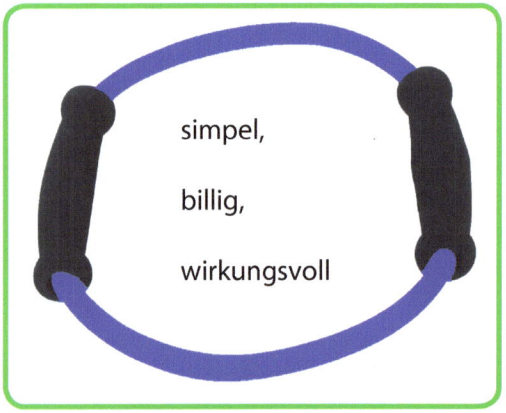

simpel,

billig,

wirkungsvoll

Solche Situationen bleiben irgendwie im Gedächtnis des Körpers haften. Es folgten noch einige dieser Zustände, die man keinem anderen wünscht.

Da dieser Schub derart schlimm war, setzte ich natürlich alles daran, dass sich er sich nicht wiederholte, auch Schmerztabletten halfen nicht. Ein Arzt verschrieb mir so  starke Schmerztabletten, dass ich mich wie eine menschliche Hülle auf dem Sofa wiederfand und nichts mehr mitbekam, das wollte ich nicht noch einmal erleben. Dazu lebe ich zu gern.

In der Tageszeitung las ich dann in einem Artikel, dass man sich besonders um das Schultergelenk bemühen soll, durch Nichtbewegen und zu wenige Belastung kann es sich versteifen. Einlagerungen oder Arthrose können unerträgliche Schmerzen verursachen. Heute wird auch schon operiert. In diesem Artikel wurde jedenfalls beschrieben, dass man die Hände wie zum Beten parallel aufeinander legen und dann mit einem Expander die Hände langsam, die Betonung liegt auf langsam, auseinanderziehen soll. Das wäre die beste Übung für das Schultergelenk.

Leider weiß ich den Autor nicht und auch nicht mehr, wann der Artikel erschienen ist.

Bei mir auf dem Schreibtisch und auch auf der Couch liegt jetzt jedenfalls ein Expander immer griffbereit und es ist nicht schwer ihn in einer Pause mal schnell zu benutzen. Gute Geräte gibt es schon für ein paar Euros . Und die Schulterschmerzen sind auch weg.

## Ruf zum Sport

Auf ihr steifen und verdorrten
Leute aus Büros,
Reißt euch mal zum Wintersporten
Von den Öfen los.

Bleiches Volk an Wirtshaustischen,
Stellt die Gläser fort.
Widme dich dem freien, frischen,
Frohen Wintersport.

Denn er führt ins lodenfreie
Gletscherfexlertum
Und bedeckt uns nach der Reihe
All mit Schnee und Ruhm.

Doch nicht nur der Sport im Winter,
Jeder Sport ist plus,
Und mit etwas Geist dahinter
Wird er zum Genuss.

Sport macht Schwache selbstbewußter,
Dicke dünn, und macht
Dünne hinterher robuster,
Gleichsam über Nacht.

Sport stärkt Arme, Rumpf und Beine,
Kürzt die öde Zeit,
Und er schützt uns durch Vereine
Vor der Einsamkeit,

Nimmt den Lungen die verbrauchte
Luft, gibt Appetit;
Was uns wieder ins verrauchte
Treue Wirtshaus zieht.

Wo man dann die sporttrainierten
Muskeln trotzig hebt
Und fortan in illustrierten
Blättern weiterlebt.

Joachim Ringelnatz

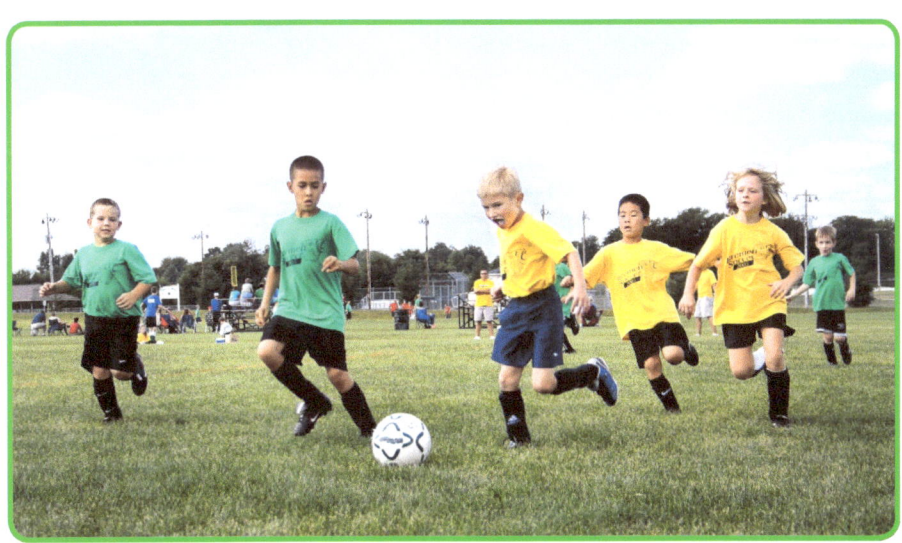

*JUGEND SPIELT FUSSBALL*

# Die fünf Tibeter

Oft sitze ich am Schreibtisch und da man nicht nur im Sitzen nachdenken kann, suchte ich nach schnellen Übungen, die mich beweglich halten. Dabei wurden mir das ein oder andere Mal die „fünf Tibeter" empfohlen.

Vom Autor Peter Kelder gibt es ein Buch darüber, sowie im Internet viele, viele Anleitungen dafür. Gut ist es, wenn man sich die Übungen von einem geprüften Coach zeigen lässt, so dass man sich nicht falsche Bewegungen angewöhnt. Es gibt sogar einen Dachverband. Hier kann man sich die Informationen zu Trainern und Kursen ansehen. (http://www.fuenf-tibeter.org/)

Bei den fünf Tibetern handelt es sich um fünf Übungen, die wiederholt werden. Sie sollen (sollen nicht nur, sondern tun es auch) den gesamten Körper fit und beweglich halten. Ein weiterer Effekt ist die meditative Entspannung, die bei regelmäßigem Üben eintritt.

Um die Übungen ranken sich viele Geschichten, sie sollen der Quell aller Jugend sein. Für mich sind sie einfach gymnastische Übungen mit meditativem Nebeneffekt, die schnell und ohne Hilfsmittel durchgeführt werden können.

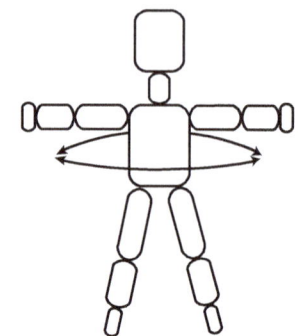

1. Tibeter / Kreisel

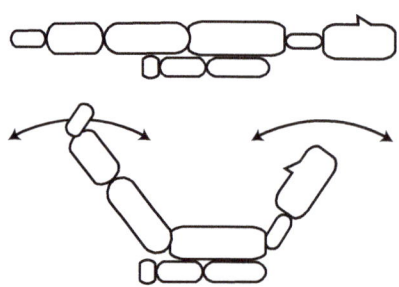

2. Tibeter / Kerze

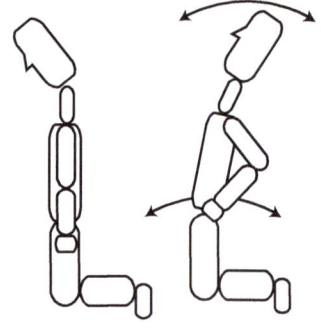

3. Tibeter / Halbmond

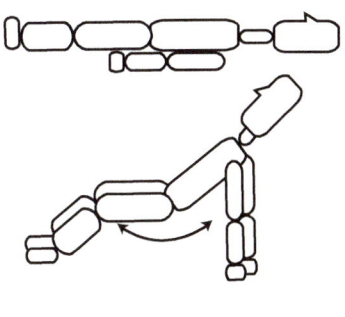

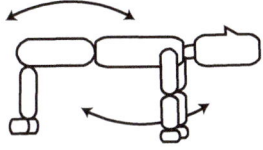

4. Tibeter / Brücke

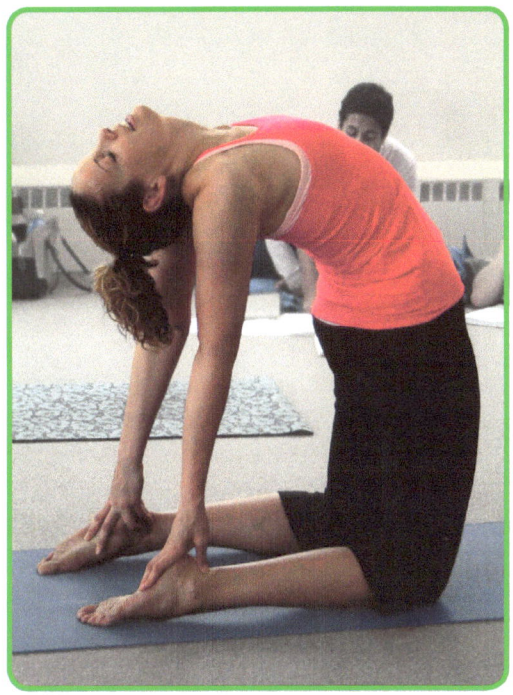

*INTENSIVES 5-TIBETER TRAINING*

Dass die Übungen wirken merkt man sehr bald, wenn man sie konsequent in den Alltag einbaut. Nach wenigen Tagen schon beginnt man sich fitter und beweglicher zu fühlen. Insgesamt empfindet man eine wohltuende Harmonisierung.

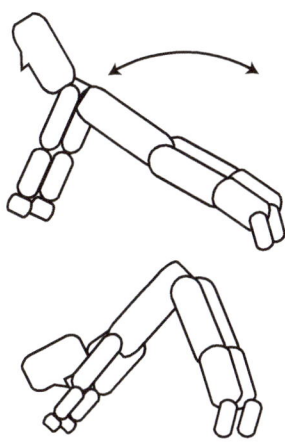

5. Tibeter / Berg

# Sauer vergorenes Gemüse

Während meiner damaligen Ernährungsumstellung war ich sehr unsicher, was ich überhaupt noch essen sollte, konnte, durfte, was „gesund" war und was nicht. Eine türkische Freundin lud mich damals zum Essen ein. Ich war erstaunt, dass auf dem Beistelltisch so einige große Behälter standen mit eingelegtem Gemüse. Vor dem Essen gab es dann selbst eingelegten Weißkohl, Blumenkohl, grüne Bohnen, Möhren, Auberginen, Paprika, Peperoni, grüne Tomaten, Gurken und Kürbis,. Man merkte der Hausfrau an, wie stolz sie auf ihre Arbeit war, das Gemüse in den Behältern sah auch sehr dekorativ aus.

Das schmeckte alles einfach nur gut. Sie erklärte mir, dass in der türkischen Küche dieses Gemüse über den ganzen Winter gegessen wird. Mittlerweile gibt es ja frisches Gemüse jedwelcher Art das ganze Jahr über zu kaufen, aber es musste doch einen Grund geben, warum das eingelegte Gemüse trotzdem gegessen wird.

Nun einmal ist es einfach der gute Geschmack, zum anderen gibt es durchaus einen sehr wichtigen Grund, trotz Verfügbarkeit von frischen Produkten, vergorenes Gemüse zu essen.

In all den Jahren, die ich nun versuche, Klarheit in meine Ernährung und gesundheitlichen Bemühungen zu bringen, ist es für mich immer mehr zum Schwerpunkt geworden, Nahrungsmittel zu mir zu nehmen, die Einfluss auf mein Immunsystem haben. Mein chinesischer Arzt lässt mich immer zu Beginn einer Sitzung die Zunge herausstrecken und nickt dann zufrieden oder auch nicht.

Viele Schmerzmittel, Stress und weitere Faktoren haben einen sehr negativen Einfluss auf meine Verdauungsorgane gehabt.

Nun kann man mit vergorenem Gemüse positiv auf die Darmflora Einfluss nehmen, durch die enthaltenen Milchsäurebakterien wird die Aktivität von bestimmten Enzymen geblockt, die schlecht für das Autoimmunsystem sind. Auch bilden sich durch die Milchsäurebakterien sekundäre Pflanzenstoffe, die sich auch positiv auswirken.

# Karisik Tursu

## Zutaten:

1 l ....... Weißweinessig

25 g ..... Salz

Weinblätter (kann man auch selber pflücken)

Kichererbsen

Jeweils ein Kilo:

Kohl, kleine Gurken, Zucchini, Karotten, Blumenkohl, Weinblätter, Sellerie, und was man sonst noch mag.

1 ........ Teller

1 ........ Stein

## Zubereitung

Essig und Salz werden gemischt und etwas stehen gelassen.

Für eine bunte Gemüsemischung muss man sich einen Behälter besorgen, der dann auch groß genug ist. Auf den Boden des Behälters legt man dann ein paar Weinblätter, darauf dann ein paar Kichererbsen und ein paar Stücke von dem Knollensellerie.

Darauf schichtet man eine Lage Kohlblätter. Auf diese Schicht wird nun das Gemüse gelegt. Gurken und hartes Gemüse werden mit einem Holzstäbchen leicht eingestochen, für Lücken kann man Zwiebeln oder Knoblauch nehmen, wenn man das mag.

Jede Schicht wird mit einer Lage Kohlblätter abgeschlossen. Wenn man sich ein wenig Mühe gibt, sieht das schon sehr schön aus.

Ist das Glas gefüllt wird wieder mit einer Lage Weinblätter abgeschlossen. Der gesalzene Essig wird durch ein Sieb über das Gemüse gegossen. Man muss darauf achten, dass alles gut bedeckt ist. Zuletzt sucht man sich einen Teller, der auf das Gemüse passt und legt ihn oben auf. Diesen Teller beschwert man mit einem Stein, den man sich auch vorher gesucht haben sollte. So kann das Gemüse während der Gärung nicht aus dem Sud aufsteigen, es muss immer bedeckt bleiben.

Das Glas wird zugedeckt und an einem warmen Ort lässt man es für ca. zwei bis drei Wochen stehen.

Bei einer Urlaubsreise in die Türkei wurde uns auch der Saft des eingelegten Gemüses angeboten, Gurkenessig wird bei mir immer für Salatsosse verwendet

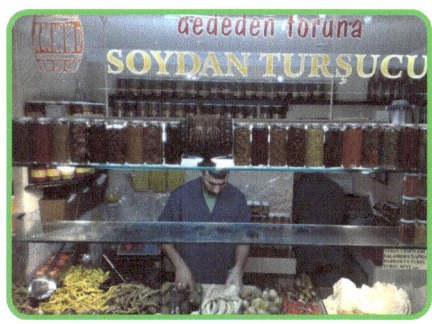

*Tursu*

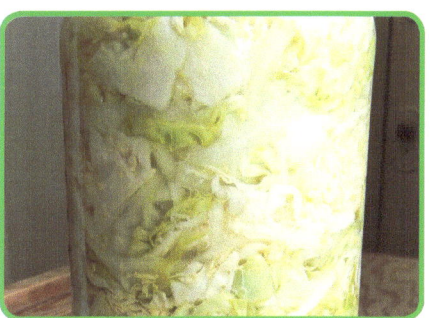

*Sauerkraut*

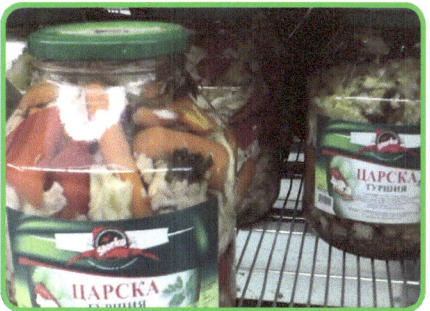

*Turshi*

# Goldbart (Callisia Fragrans - Zolotoy Us)

Vor einigen Jahren habe ich auch Kurse für „Deutsch als Fremdsprache" gegeben. Mir fiel auf, dass einige meiner Kursteilnehmer immer „Fläschchen" und „Gläschen" mit bedeutender Miene einander weitergaben. Ich bin hartnäckig, wenn ich etwas herausfinden möchte und bekam dann endlich zur Antwort, dass man hier einander einen Auszug aus Pflanzenanteilen schenkte. Eine Teilnehmerin meinte die Pflanzen würden bei ihr zuhause geradezu wuchern. Was folgte können Sie sich bestimmt gut vorstellen: Ich bat die Dame mir doch einen Ableger mitzubringen.

Seit dieser Zeit wächst die Pflanze bei mir im Wasserglas. Dass sie nur im Wasser überlebt ist das reinste Wunder und spricht von dem starken Überlebenswillen der Pflanze. Die Aloe Vera kann so etwas auch. Zuerst habe ich die Ableger eingepflanzt in Erde. Die Pflanze wuchs derart schnell, so schnell konnte man gar nicht zusehen. Sie wurde auch riesig groß und sah nicht mehr schön aus. Wenn sie gut versorgt ist, wachsen ihr Blätter und längere Triebe, die von Ringen unterteilt sind.

Meine Teilnehmer erzählten mir, dass diese Pflanze in Russland, vor allem Kasachstan als Hausdoktor einge-

setzt wird bei allen möglichen Beschwerden, wichtig sei, was man von der Pflanze wofür einsetze und wie.

Eine ehemals aus Russland stammende Nachbarin konnte mir dann ein Heft besorgen über den Goldbart in dem genau beschrieben wird, was man alles damit machen kann. In dem Heft von Anastasia Semionowa werden zunächst differenziert die Zubereitungen als Extrakt, dann als Öl, als Tinktur und weiter als Salbe.

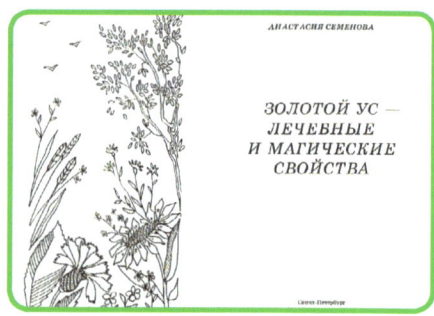

„Für **Extrakte** verwendet man die Blätter der Pflanze. Ein starkes Blatt, nicht weniger als 20 cm lang, wird in ein Gefäß aus Glas oder Keramik (kein Metall!) gelegt. Dann übergießt man es mit einem Liter kochendem Wasser, umhüllt das Gefäß vorsichtig und lässt es für 24 Stunden stehen. Man kann die Tinktur auch in einer Thermoskanne zubereiten. Die so zubereitete Flüssigkeit hat einen himbeer-violetten Farbton.

Für **Öl** werden die zerkleinerten Stängel von Calisia mit Oliven- oder Sonnenblumenöl übergossen (1:2), in den Ofen gestellt und dort für die Dauer von 8 bis 10 Stunden bei einer Temperatur von 30° – 40° erhitzt. Die so erhaltene Masse gibt man durch ein Sieb, und bewahrt sie im Kühlschrank auf.

Für eine **Spiritustinktur** braucht man passende Seitentriebe, die sich von den braun, violetten Knotenpunkten unterscheiden lassen können, dadurch, dass sie eine Art Zwischengitter bilden, wie Kniee. Das Gewächs gilt dann als besonders heilwirkend, wenn dann wie bei einem Schnurrbart 8 bis 10 Knotenpunkte vorhanden sind. 30 bis 40 dieser „Knie" (die Konzentration kann auch verändert werden) werden zerkleinert und mit einem Liter Wodka übergossen, an einem dunklen Platz für die Dauer von 10 – 15 Tagen aufbewahrt, und dabei ab und zu geschüttelt. Sobald der Extrakt eine dunkelbraune Farbe bekommt, kann man ihn zugedeckt an einem dunklen Standort aufbewahren. Manchmal wird für die Tinktur auch die ganze Pflanze verwendet, dabei lässt man nur die oberste Spitze stehen, damit sie sich wieder entwickeln kann.

Für eine Zubereitung einer Salbe muss man unbedingt den Saft oder einen Brei aus den Trieben und den Blättern von Callisia verwenden, sowie eine Fettgrundlage (Vaseline, Kindercreme, tierisches Fett). Der Saft wird im Verhältnis 1:3 gemischt, der Brei im Verhältnis 1:2.

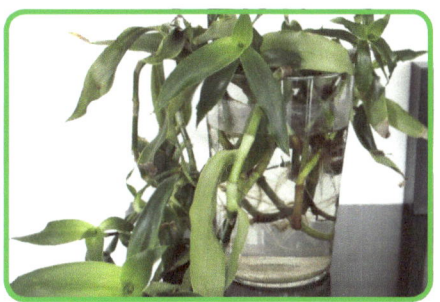

Manchmal wird der Goldbart auch mit Honig, Pflanzenmargarine, Rotwein und anderen Grundstoffen vermischt. Dazu werden auch die frisch gepressten Blätter und Triebe des „Goldbart" verwendet. Die Konzentration der Tinktur unterscheidet sich je nach dem Charakter der Erkrankung und der Heilanwendung."

Einreibungen mit der Tinktur tun meinen Händen gut. Für eine medizinische Wirkung gibt es keinen Beleg.

ANASTASIA SEMIONOWA: ZOLOTOI US. ÜBERSETZUNG AUS DEM RUSSISCHEN: BETTINA KLARE UND RITA NACHTIGALL

# Rossbacher Balsam[1]

Information aufmerksam lesen!

## Aechter Rossbacher Balsam
### Tropfen zum Einnehmen und Einreiben

**Eigenschaften:**
Aechter Roßbacher Balsam ist ein pflanzliches Präparat, welches innerlich angewendet. wohltuend auf das Gesamtbe-
finden sowie den Verdauungsapparat einwirkt. Blähungsbeschwerden, Völlegefühl und Magendruck werden zuverlässig
beseitigt.

**Äußerlich** angewendet wirkt der Balsam entzündungswidrig. Er ist angezeigt bei Schnitt-, Schürf- oder Brandwunden,
sowie bei Zahnfleischerkrankungen, leichten Erfrierungen von Fingern und Zehen, Hämorrhoiden.

**Anwendung:**
Innerlich:  Erwachsene 2x täglich bis 25 Tropfen. Kinder entsprechend weniger. Die Tropfen können auch in Flüssigkeit
verdünnt eingenommen werden. Nicht anwenden bei Magengeschwüren oder Überempfindlichekit gegen
einen der Inhaltsstoffe. Nicht geeignet für Säuglinge und Kleinkinder.
Äußerlich:  Mit Watte und Mull unverdünnt auf die zu behandelnden Stellen auftragen.
**Nebenwirkungen** sind nicht bekannt.

**Hinweis!** Dieses Arzneimittel enthält 96 Vol.% Alkohol. Bei Beachtung der Anwendung werden bei jeder Einnahme (25
Tr.) bis zu 0,9 g Alkohol zugeführt.

Packungsgrößen: 100 ml.
Arzneimittel sorgfältig aufbewahren! Vor Kindern schützen!

Hersteller: Frankenwald-Apotheke Mr. Heinrich Hofmann, 96328 Küps, Bahnhofstr. 21, Tel. 0 92 64 / 97 70, Fax 97 71

*ROSSBACHER BALSAM - PACKUNGSBEILAGE*

Ein großes Thema im Kampf um die Gesundheit ist auch der Zustand des Zahnfleischs. Durch meine Rauchsucht und die anderen gesundheitlichen Probleme stand es um mein Zahnfleisch nicht gerade gut. Es war häufig entzündet. An vielen Stellen bildeten sich Bläschen. Das wirkte sich dann auch auf meine Zähne aus.

Durch eine Paradontitis ist natürlich nicht nur das Zahnfleisch erkrankt. Man kann sich doch wirklich gut vorstellen, dass die Bakterien und die Entzündungsherde den gesamten Körper beeinflussen. Auch wird das Immunsystem mit der Parodondtitis beschäftigt und hat dann weniger Zeit für andere Probleme im Körper. Eine Heilpraktikerin riet mir zu Rossbacher Balsam.

---

1    Bilder und Zitate dieser Seite:
     http://www.rossbacher-balsam.de/

Recherche: „1882 wurde der Roßbacher Apotheker Heinrich Hofmann (I) angesprochen ob er ein Mittel kenne, das vorbeugend genauso wirksam sei, wie zur direkten Behandlung von Krankheiten. Herr Hofmann kannte ein Mittel, das schon oft gute Heilung gebracht hatte. Es wurde später unter dem Namen „Aechter Rossbacher Balsam" gekannt. Viele Nachahmungsversuche führten dazu, dass der Balsam als Patent angemeldet wurde. 1926 übernahm der Sohn Heinrich Hofmann die Apotheke. 1949 wurde in Oberfranken in Küps die Frankenwald Apotheke als neuer Sitz für die Familie Hofmann eröffnet. „Die treuesten ... Verbündeten... sind seit nunmehr über 120 Jahren die Anwender dieser altbewährten Medizin. „

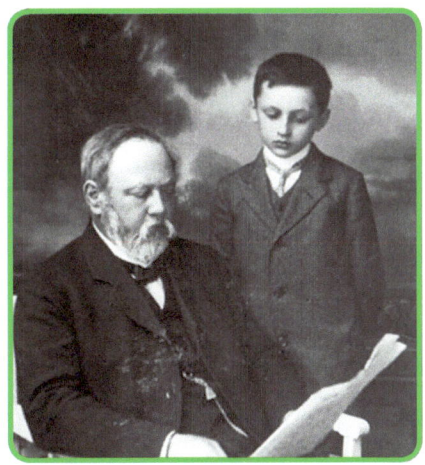

*HEINRICH HOFMANN I UND II UM DAS JAHR 1905*

Man weiß nicht, welche Bestandteile im Balsam enthalten sind, das ist natürlich Familiengeheimnis. Weihrauch ist auf jeden Fall eine der Heilpflanzen. Nach dem Zähneputzen gebe ich gerne ein paar Tropfen des Balsams auf die Zahnbürste und reibe damit mein Zahnfleisch ein. Wenn ich heute zur Zahnreinigung gehe, werde ich gelobt, das tut gut.

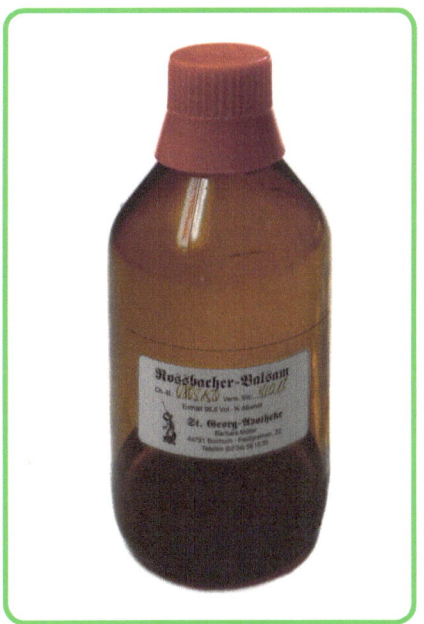

1. Wenn die Zähne hohl oder faul und lang werden, damit das Übel nicht weiter greifet, so nimmt man von diesem Balsam einen Theelöffel voll in den Mund, haltet solchen eine Zeitlang darinnen, so werden sie wieder fest, vertreibet Fäule, und benimmt allen Schmerzen. Solches muß durch etliche Tage repetiert werden

# Die Kraft des Huhns

Mein chinesischer Arzt meinte einmal ich solle doch öfter selbst gekochte Hühnersuppe essen. Nun, das passt gar nicht zur fleischlosen Ernährung, aber da der liebe Doktor oft auch recht hatte und hat mit seinen Ratschlägen, esse ich doch alle paar Monate diese Suppe.

Es ist nicht einfach mit der Suppe: Eine Bekannte erzählte mir, dass bei ihr im Winter diese Suppe einen Dauerplatz auf dem Herd hat, sobald weniger Suppe im Topf ist, wird Gemüse und Suppenhuhn wieder nachgelegt, Wasser aufgefüllt und weitergekocht. So weit geht bei mir die Energie mit der Suppe nicht, ich habe ja auch alle die anderen Helfer und vor allem keine Zeit, den ganzen Tag den Herd zu bewachen. Da es aber nun wichtig ist, dass die Suppe lange genug aus dem Huhn heraus gekocht wird, und mir auch die Stromrechnung vor Augen stand, recherchierte ich wieder. Ich stieß auf den „Langsamkochtopf", den Slowcooker, der in vielen englischen und amerikanischen Haushalten ganz selbstverständlich steht und benutzt wird. Hier in Deutschland beginnt er sich erst jetzt einen Namen zu machen. Man muss sich ihn wie einen Tauchsieder vorstellen, nur um den Topf herum und nicht im Topf drin. Er verbraucht wenig Strom und ist darauf ausgerichtet den Inhalt langsam und bei niedriger Temperatur so lange wie man möchte zu garen.

Samstags steht bei uns auf dem Markt ein Stand, der nur Geflügel verkauft, hier kaufen wir dann schon mal ein halbes frisches Suppenhuhn.

## Hühnersuppe

### Zutaten

1/2 . . . . . . Suppenhuhn

Suppengemüse (Lauch, Möhren, Sellerie, Zwiebel, Petersilie)

Salz

### Zubereitung im Slowcooker

Ich gebe abends das halbe Suppenhuhn, nachdem ich es gründlich abgewaschen habe in den Slowcooker. Das Suppengemüse wasche ich, schneide es etwas klein, da es nicht verzehrt wird, ist es auch egal, welche Form es beim Schneiden bekommt, und lege es auf das Suppenhuhn im Topf. Dann streue ich noch 2 oder 3 Teelöffel Salz oben darüber. Mit dem Wasserkocher koche ich heißes Wasser und stelle schon mal den Slowcooker auf Stufe „high". (Er hat nur die Stufen high, medium und low). Das kochende Wasser gieße ich über das Huhn und das Gemüse bis kurz unter den Topfrand. Da das Huhn sich beim Kochen ausweitet, lässt man ihm besser Platz dafür, sonst kann es passieren, dass die Küche mit Suppenbrühe überschwemmt wird. Sie erahnen bestimmt, dass ich aus Erfahrung spreche. Nach drei oder vier Stunden drehe ich die Kochstufe runter auf „medium". Auch hier ist die Zeit wieder egal.

Wenn ich dann morgens aufstehe ist das Huhn derart gar, dass es sich freiwillig von den Knochen löst und keine Arbeit macht. Die Brühe verwende ich dann für die Suppe. Das Fleisch wird bei dieser Garmethode auch nicht trocken und kann für Hühnerfrikassee verwendet werden. Das ist dann wieder für die Familie. Die Hühnerbrühe schmeckt schon fast so sehr gut. Manchmal muss man noch etwas salzen. Soll die Suppe als Mahlzeit dienen kann man noch eine Einlage aus Ei machen oder Suppennudeln hineingeben. Für die Einlage aus Ei verquirlt man einfach zwei Eier in einem Schälchen mit etwas Salz und vielleicht Muskat. Bei kochender Brühe schlägt man die Eiflüssigkeit langsam mit einer Gabel vom Rand des Schälchens in die Suppe. Sie wird sofort konsistent. Die gelben Eiflocken in der Suppe sehen auch schön aus.

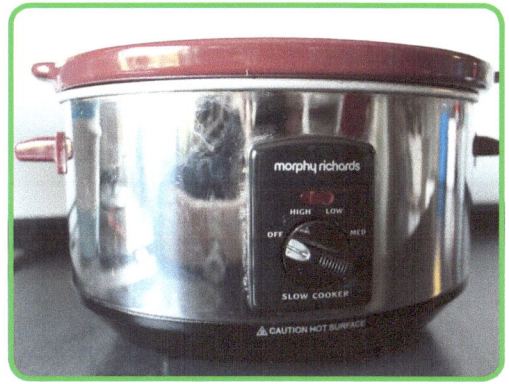

Japanische Forscher haben herausgefunden[1], dass lang gekochte Hühnerbeine einen Wirkstoff enthalten, der zur Blutdrucksenkung beitragen kann. Auch wiederum wissenschaftlich bewiesen ist, dass Hühnersuppe bei Erkältungen die Schleimhäute abschwellen lässt. So haben wir denn einen wissenschaftlichen Beweis für die Wirksamkeit des bekannten Hausmittels. Und schmecken tut es auch gut. Ein chinesischer Student, den ich kennenlernte, erzählte mir, dass es in China Tradition ist, vor dem Essen etwas warme oder heiße Suppe zu essen, die Wärme führe dem Körper Energie zu, während kaltes Essen wie Salat oder Quarkspeisen dem Körper Energie abführe. Durchaus ein denkenswerter Gedanke.

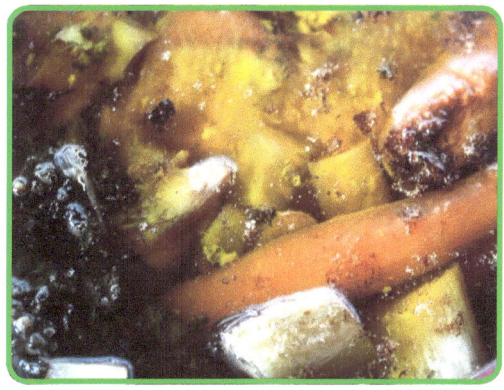

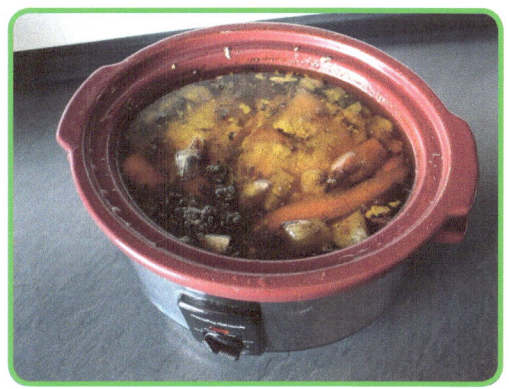

---

1   http://www.hr-online.de/website/rubriken/ratge-
    ber/index.jsp?key=standard_document_36541952

# Holundersaft und „Holunderküchle"

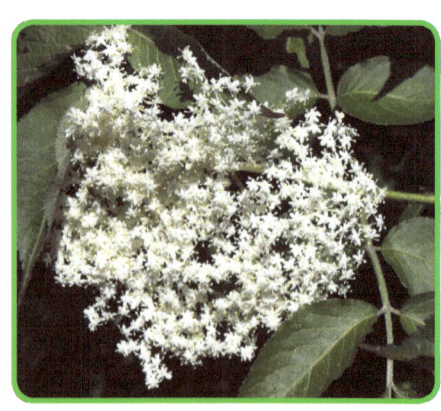

```
        Holundersaft

7 Dolden auf 7 l Wasser
mit 2 Zitronen ansetzen
24 Std ziehen lassen
Dann in einen Topf geben und
mit 20 g Zitronensäure alles
aufkochen lassen und in die
Flaschen füllen
1 kg Zucker
```

So sehen häufig Rezepte und Anleitungen aus, die mir von Bekannten und Freunden in die Hand gedrückt werden. Vorher wurde probiert und ausgeschenkt und für gut befunden.

Was mir an diesem Rezept so gefallen hat, war, dass eine Bekannte sagte, man könne den Saft auch mit Süßstoff herstellen.

Nun höre ich schon die erregten Stimmen: „Süßstoff???, schlecht, Krebs, untragbar, macht dicker als mit Zucker", es gibt viele Meinungen dazu, alle werden prompt geäußert, wenn man nach Süßstoff fragt und alle stammen von Menschen, die keinen Diabetes haben, und sich mit großem Appetit Pralines oder Schokolade und süße Getränke gönnen. Ich lese alle Zutatenlisten von Nahrungsmitteln sehr gründlich, überall ist Zucker drin, das ist dann nicht schädlich?

Es müsste doch ganz klar und logisch sein, dass ich dicker werde, wenn ich mehr esse als ich verbrauche. So einfach ist das.

Um beim Holunder zu bleiben: Wir haben bei uns an der Ruhr eine Stelle, wo keine Autos fahren können und eine herrliche Holunderhecke wächst. Wenn es im Mai oder Juni dann schon warm ist, beginnt der Holunder zu blühen. Dann suchen wir unsere Holunderhecke auf und pflücken die Dolden.

Mit einem Messer schneiden wir die Dolden ab und legen sie in einen Korb. Bevor wir sie verwenden schütteln wir sie nochmal aus um kleine Tierchen oder Schmutzpartikel zu entfernen.

## Holundersaft

### Zutaten:

7 . . . . . . . Holunderdolden (ich nehme viel mehr)

7 . . . . . . . Liter Wasser

20 g . . . . . Zitronensäure

1 kg . . . . . Zucker oder entsprechend Süßstoff

2 . . . . . . . Zitronen

### Zubereitung

Die Holunderdolden werden mit dem Wasser, dem Zucker und den in kleine Stückchen geschnittenen Zitronen in einem großen Gefäß für 24 Stunden stehen gelassen. (Verwende ich für meinen Saft Süßstoff, gebe ich diesen erst beim Aufkochen hinzu.)

Nach dieser Zeit kocht man alles zusammen mit der Zitronensäure auf und füllt es heiß in Flaschen. Ich nehme immer Schraubflaschen, direkt nach dem Abfüllen stelle ich sie auf den Kopf, so verschließen sich die Schraubdeckel wieder und der Saft bleibt lange haltbar.

## „Holunderküchle"

Der Ausdruck „Küchle" stammt aus Franken, wo ich aufgewachsen bin und ist eine Abkürzung für kleiner Kuchen oder einfach Pfannekuchen.

### Zubereitung

Man rührt einen Teig aus 100 g Dinkelmehl, 2 Eigelb, 5 Esslöffel Wasser und 5 Esslöffel Frischmilch, 1 Tl Zicker oder Süßstoff entsprechend und 1 Prise Salz. Das Eiweiß schlägt man zu Eischnee und gibt es unter den etwas gequollenen Teig. In der Pfanne erhitzt man etwas Butter (ich bevorzuge für alles Olivenöl). gibt einen Esslöffel Teig hinein und taucht eine

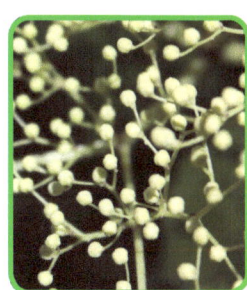

Holunderdolde mit den Blüten in den Teig. Mit einer Schere schneidet man den Stengel oberhalb der Blüte ab. Nun backt man das „Küchle" von beiden Seiten goldbraun und serviert es mit Zucker (Natreen Streuzucker) und Zimt bestreut. Eine richtige Leckerei!

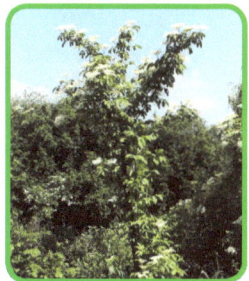

Die Heilwirkungen von Holunder sind sehr vielseitig:

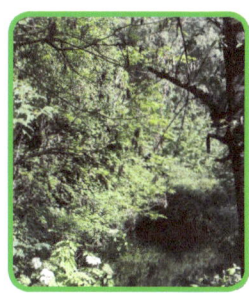

schweißtreibend, schmerzlindernd, entzündungshemmend und das Immunsystem stimulierend. [1]

Wobei ich hier wieder das Thema Immunsystem und Ernährung betonen möchte.

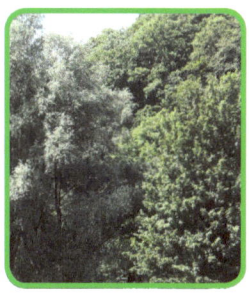

1 http://www.gartenfreunde.de/
gartenpraxis/obst/einzelbeitra
ege/naturarzneiholunder

# Die Hängestange

Als Kind kann ich mich nicht erinnern Rückenschmerzen gehabt zu haben. Im Gegensatz zu den heutigen Kindern war ich als Kind viel draußen und im geschützten Dorf auch oft alleine und unbeobachtet. Meine Eltern hätten wahrscheinlich einen Schock bekommen, wenn sie mich auf einem „meiner" Bäume hätten sitzen sehen.

Eine meiner Lieblingsbeschäftigungen war es auf irgendeinen Baum zu klettern und dann da zu sitzen und zu „beobachten". Meistens passierte gar nichts, aber es hätte ja mal etwas passieren oder jemand vorbeikommen können.

Wenn ich heute in der Bekanntschaft herumfrage, wann die einzelnen denn zum letzten Mal irgendwo drauf geklettert sind oder von einem „Ast" gehangen haben, bekomme ich nur erstaunte Mienen. Eigentlich schade, denn es trainiert den ganzen Körper und vor allem auch das Gleichgewicht, welches bei vielen älteren Menschen große Probleme bereitet. Durch die rheumatische Disposition bekommt es mir nicht so gut, mich zu sehr anzustrengen, und so sind Klimmzüge für mich nicht gut, aber hängen an der Klimmzugstange genieße ich einfach. Das streckt den gesamten Rücken und für die Schultern ist es auch eine tolle Übung. Ich ziehe mich immer nur wenige Zentimeter nach oben. Wenn man die Übung intensivieren möchte, kann man ein Theraband kaufen, das sollte eine gute Ziehleistung haben, und das Band zusätzlich an die Stange knoten. Jetzt kann man ein Bein hineinstellen und sich beim Klimmzug unterstützen lassen.

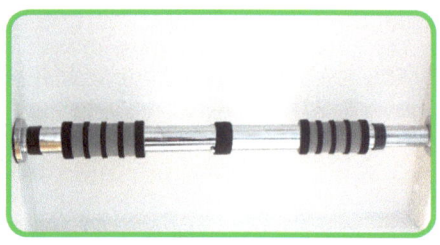

Hängestangen gibt es zum Anbohren an den Türrahmen, was bei Vermietern nicht so gerne gesehen ist. Es gibt sie aber auch als Modell, wo sie über den Türrahmen gelegt werden. Diese Konstruktion fasziniert mich. Durch unsere Dachschrägen konnte ich einfach zwischen zwei Balken die Stange befestigen. Beim Vorbeigehen kann man sich schnell mal „aushängen".

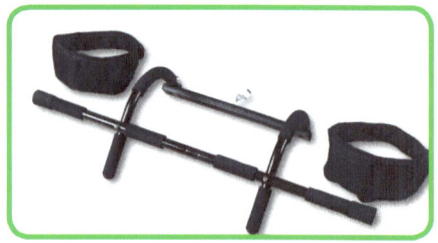

*TÜRRECKSTANGE*

## Spazierengehen

Die gute Nachricht ist die, dass es absolut nichts kostet. Die zweite gute Nachricht war vor einiger Zeit in der Presse[1] und besagte, dass man nicht unbedingt joggen oder Marathon laufen muss, sondern dass zügiges Spazierengehen für alle positiven körperlichen Wirkungen genauso empfehlenswert sei.

Nun, mein Mann und ich gehen regelmäßig spazieren. Wenn wir um unseren geliebten See herumlaufen haben wir auch Zeit miteinander zu reden, wann hat man die zuhause denn wirklich. Dann zwitschern die Vögel einfach schön und machen Musik. Wenn wir zuhause ankommen sind wir entspannt und froh „sitzen" zu dürfen.

---

1   http://www.zeit.de/sport/2012-03/laufen-joggen-spazieren-medikament-bewegung

*ZITAT:*

*"ICH HABE MIR MEINE BESTEN GEDANKEN ERGANGEN UND KENNE KEINEN KUMMER, DEN MAN NICHT WEGGEHEN KANN."*
*(SØREN KIERKEGAARD, DÄNISCHER PHILOSOPH, THEOLOGE UND SCHRIFTSTELLER, 1813 – 1855)*

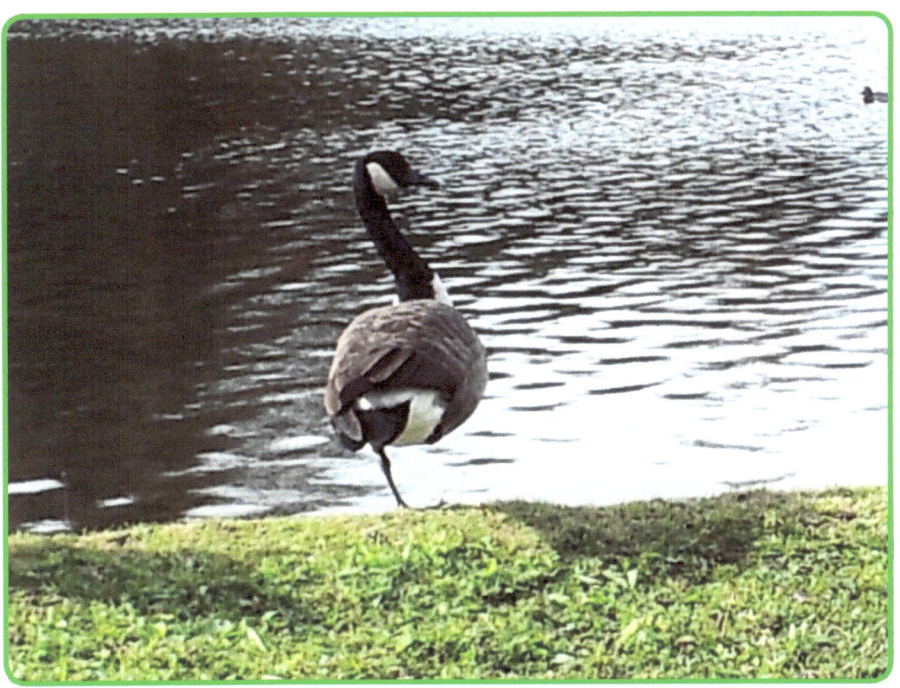

*SPAZIERGANG*

## Putzen

Es finde es immer etwas unstimmig, wenn Bekannte mir erzählen, dass sie ins Fitness Studio gehen und es sei so toll, dass in der Zeit zuhause die Zugehfrau sauber macht. Ich denke dann immer, macht doch Fitness beim Selberputzen. Ich muss dazu sagen, dass ich selbst auch nicht so richtig vom Putzvirus betroffen bin, aber es muss einfach sein, und dann muss man eben das Beste daraus machen. Nach zwei - drei Stunden Putzen, wir haben eine ziemlich große Wohnung bin ich dann richtig ausgepowert und habe noch ein gutes Gefühl oben drein.

*ACH WIE IST DAS PUTZEN PUTZIG,*

*WENN DIE PUTZFRAU VÖLLIG STUTZIG*

*SIEHT DASS ALLES WIEDER SCHMUTZIG.*

*PUMUCKL*

### Putzen macht schlank

*„Vor allem wenn man auf die chemische Keule verzichtet, purzeln die Kalorien, teilt die Verbraucher-Initiative in Berlin mit. Mit leichterem Putzmittel verbrenne man etwa beim Schrubben der Fließen mehr Kalorien, weil mehr geschrubbt werden muss. Die Experten berechneten, dass dabei eine 70 Kilogramm schwere Person in einer Viertelstunde 74 Kilokalorien (kcal) verbrauchen kann."*[1]

---

1   http://www.n-tv.de/ratgeber/Putzen-macht-schlank-article2703916.html

Das sind in einer Stunde fast 300 kcal. Wenn man zudem die Bewegungen kontrolliert macht hat man einen äußerst positiven Effekt auf Muskeln, Gelenke und Beweglichkeit. Wann muss ich mich im Fitness Studio denn so auf den Boden legen, dass ich in der hintersten Ecke unter einem Schrank etwas hervorholen muss, was runtergefallen war.

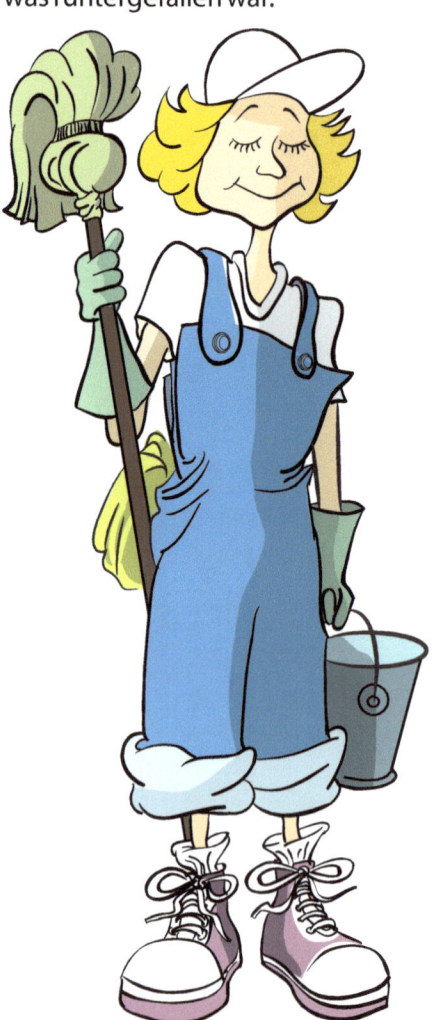

# Der Zauberlehrling

Hat der alte Hexenmeister
sich doch einmal wegbegeben!
Und nun sollen seine Geister
auch nach meinem Willen leben.
Seine Wort und Werke
merkt ich und den Brauch,
und mit Geistesstärke
tu ich Wunder auch.

Walle! walle
Manche Strecke,
daß, zum Zwecke,
Wasser fließe
und mit reichem, vollem Schwalle
zu dem Bade sich ergieße.

Und nun komm, du alter Besen!
Nimm die schlechten Lumpen-
hüllen;
bist schon lange Knecht gewesen:
nun erfülle meinen Willen!
Auf zwei Beinen stehe,
oben sei ein Kopf,
eile nun und gehe
mit dem Wassertopf!

Walle! walle
manche Strecke,
daß, zum Zwecke,
Wasser fließe
und mit reichem, vollem Schwalle
zu dem Bade sich ergieße.

Seht, er läuft zum Ufer nieder,
Wahrlich! ist schon an dem Flusse,
und mit Blitzesschnelle wieder
ist er hier mit raschem Gusse.
Schon zum zweiten Male!
Wie das Becken schwillt!
Wie sich jede Schale
voll mit Wasser füllt!

Stehe! stehe!
denn wir haben
deiner Gaben
vollgemessen! -
Ach, ich merk es! Wehe! wehe!
Hab ich doch das Wort vergessen!

Ach, das Wort, worauf am Ende
er das wird, was er gewesen.
Ach, er läuft und bringt behende!
Wärst du doch der alte Besen!
Immer neue Güsse
bringt er schnell herein,
Ach! und hundert Flüsse
stürzen auf mich ein.

Nein, nicht länger
kann ichs lassen;
will ihn fassen.
Das ist Tücke!
Ach! nun wird mir immer bänger!
Welche Miene! welche Blicke!

O du Ausgeburt der Hölle!
Soll das ganze Haus ersaufen?
Seh ich über jede Schwelle
doch schon Wasserströme laufen.
Ein verruchter Besen,
der nicht hören will!
Stock, der du gewesen,
steh doch wieder still!

Willst am Ende
gar nicht lassen?
Will dich fassen,
will dich halten
und das alte Holz behende
mit dem scharfen Beile spalten.

Seht da kommt er schleppend
wieder!
Wie ich mich nur auf dich werfe,
gleich, o Kobold, liegst du nieder;
krachend trifft die glatte Schärfe.
Wahrlich, brav getroffen!
Seht, er ist entzwei!
Und nun kann ich hoffen,
und ich atme frei!
Wehe! wehe!
Beide Teile
stehn in Eile
schon als Knechte
völlig fertig in die Höhe!
Helft mir, ach! ihr hohen Mächte!

Und sie laufen! Naß und nässer
wirds im Saal und auf den Stufen.
Welch entsetzliches Gewässer!
Herr und Meister! hör mich rufen!
-
Ach, da kommt der Meister!
Herr, die Not ist groß!
Die ich rief, die Geister
werd ich nun nicht los.

„In die Ecke,
Besen, Besen!
Seids gewesen.
Denn als Geister
ruft euch nur zu diesem Zwecke,
erst hervor der alte Meister."

Johann Wolfgang von Goethe

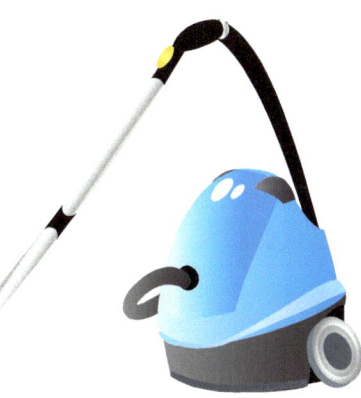

# Farben in der Ernährung

Treiben Sie es bunt, so bleiben Sie gesund! Woher dieser Spruch ursprünglich kommt weiß ich nicht. Aber ich weiß, dass in letzter Zeit immer mehr Nahrungsergänzungen auf den Markt kommen, die die Werbeaussage dieses Spruchs als Verkaufsstrategie verwenden. Thematisiert werden die sekundären Pflanzenstoffe, das sind die Substanzen in Pflanzen, die die Pflanzen nicht selbst benötigen, sondern die zur Abwehr von Schädlingen oder Mikroben dienen, oder die die Pflanzen vor UV Strahlung schützen. Eine Ärztin erzählte mir auch, dass in den letzten Jahren hierzu viel geforscht wird. Von der Logik her muss man sich doch auch klar machen, wenn Pflanzen sich mit diesen Stoffen vor Erkrankungen und Eindringlingen schützen können, dass das doch auch für den Menschen gelten könnte, der diese Pflanzen zu sich nimmt.

Wenn ich ein Mittagessen auf den Tisch stelle, das dem obigen Prinzip folgt, sieht es nicht nur schön aus, es führt dazu, dass man mit Appetit und Genuss ist, man hat ein „gutes Gefühl" beim Essen, danach fühlt man sich nicht schlapp, und es schmeckt irgendwie von ganz alleine.

Man unterscheidet heute rote und gelbe Farbstoffe (Carotinoide), Phytosterine, Saponine, Glucosinolate, Polypheole, Sulfide, u.a.

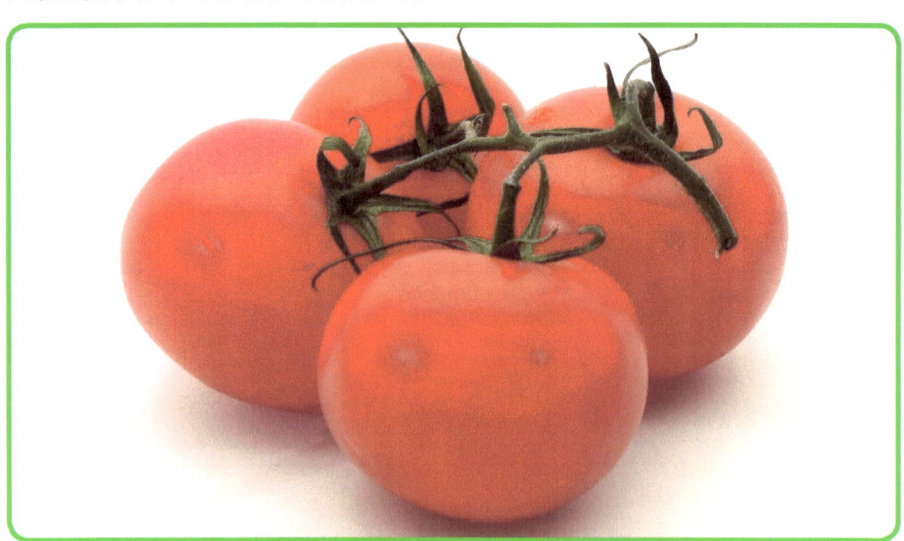

*SAFTIGES ROT*

Carotinoide zum Schutz vor UV und zur Stärkung des Immunsystems, kommen vor in: Tomaten, Erdbeeren, Johannisbeeren, Aprikosen, Ananas, Paprika, Grünkohl, Mangold, Brokkoli, Möhren, Orangen und Kürbis

Das Immunsystem wird gestärkt durch: Knoblauch, Rettich, Zwiebel, Paprika, Chilli, Zitrusfrüchte, Brokkoli, Spinat, Karotten

Natürliche Antibiotika kommen vor in: Knoblauch, Meerrettich, Gartenkresse, Zwiebel, Radieschen, Grapefruit, Heidelbeeren. (Essen Sie immer die Kerne der Grapefruits)

Saponine für den Darm und zur Bindung von Cholesterin sind enthalten in: Spargel, Rote Beete, Karotten, Erbsen, Spinat, Grüner Spargel, gekeimte Bohnen.

Polyphenole und Flavonide kommen in allen Obst- und Gemüsearten vor, schützen vor Herz- und Kreislauferkrankungen, wirken entzündungshemmend und und können noch vieles mehr.

Ich bin der Meinung, dass es bestimmt nicht von Vorteil ist, die sekundären Pflanzenstoffe von der Pflanze zu trennen und nur diese zu verwenden. Nur das Zusammenspiel von Pflanze und sekundärem Pflanzenstoff kann die gesundheitliche Wirkung ermöglichen. Gerade durch die Farben sollen wir doch auch angeregt werden, die Pflanzen zu essen und nicht die sekundären Stoffe, die darin enthalten sind, die tun dann nur ihre Arbeit.

Ein Essen zu kochen, was der Anforderung des Farbenessens entspricht, ist sehr einfach. Da gehört ein grüner Salat dazu, oder grünes Gemüse. Kartoffeln sind gelb, Kräuter sind grün, Tomaten liefern rot. Wer Fleisch ist, hat dann braun. Fisch kann rötlich oder weiß sein. Und schon ist die Planung fertig.

*WARUM DIE ZITRONEN SAUER WURDEN*

*ICH MUSS DAS WIRKLICH MAL BETONEN:*
*GANZ FRÜHER WAREN DIE ZITRONEN*
*(ICH WEISS NUR NICHT GENAU MEHR, WANN DIES*
*GEWESEN IST) SO SÜSS WIE KANDIS.*

*BIS SIE EINST SPRACHEN: „WIR ZITRONEN,*
*WIR WOLLEN GROSS SEIN WIE MELONEN!*
*AUCH FINDEN WIR DAS GELB ABSCHEULICH,*
*WIR WOLLEN ROT SEIN ODER BLÄULICH!"*

*GOTT HÖRTE OBEN DIE BESCHWERDEN*
*UND SAGTE: „DARAUS KANN NICHTS WERDEN!*
*IHR MÜSST SO BLEIBEN! ICH BEDAUER!"*
*DA WURDEN DIE ZITRONEN SAUER …*

*HEINZ ERHARDT*

## Heilerde

Mein chinesischer Arzt erzählte bei einer Behandlung von seiner Jugendzeit auf dem Land in China. Er ist der Meinung, dass die traditionelle chinesische Medizin ihre Erfahrungen in über 4000 Jahren gemacht hat, nicht wie die Schulmedizin vielleicht seit 400 Jahren, und er deshalb Recht habe. Nun das kann man einfach so stehen lassen, moderne junge Chinesen bekennen sich eher zur Schulmedizin. Ich mag meine beiden Ärzte und zusammen sind sie richtig gut.

Jedenfalls erzählte mir Dr. Jiang, dass auf dem Land die Leute früher, wenn sie krank waren oder sich nur unwohl fühlten, die Erde neben dem Herd abgekratzt haben und diese aßen. Neben dem Herd deshalb, weil hier die Erde gut durchgearbeitet war und die Reste und Spritzer der Mahlzeiten auch enthalten waren. Warum das wichtig war, kann ich mir nicht erklären. Jedenfalls heilten sie sich mit dieser Erde.

Gesagt, recherchiert und so bin ich auf die wunderbaren Eigenschaften von Heilerde gestoßen. Sie kann äußerlich und innerlich angewendet werden. Je feiner sie ist, desto größer ist ihre Oberfläche und desto mehr Bindeeigenschaften besitzt sie. Mit der innerlichen Anwendung hatte ich große Probleme, da ich den Geschmack nicht schmecken wollte. Es rebellierte einfach alles. Jetzt gibt es sie in Kapselform und das ist kein Problem.

Heilerde innerlich angewendet lindert Magen- und Darmbeschwerden, bindet Fette (das ist bei Cholesterinproblemen richtig gut), und entgiftet. Äußerlich verwendet ist sie mein großer Favorit beim Waschen, vor allem des Gesichts und bei Wickeln für schmerzende Gelenke.

Für die Gesichtsreinigung gibt es feine, weiße Erden aus Afrika, die einen milden Schaum erzeugen. Beim Waschen bindet die Erde Schmutz- und Partikelreste. Weiße Erde hinterlässt keine Flecken auf Handtüchern und im Duschbecken. Kratzen sollte es auf keinen Fall beim Waschen. Ich trage häufig vor dem Duschen die Wascherde auf, dann erledige ich noch so einiges anderes, die Erde trocknet und so hat man eine gute schnelle Maske.

> DIE ERDE LIEBT UNS. SIE FREUT SICH, WENN SIE UNS SINGEN HÖRT.
>
> INDIANISCHE WEISHEIT

## Heilerdeanwendungen

### Kalter Umschlag

Heilerde mit kaltem Wasser anrühren. Dann ca. 1/2 cm dick auf ein Tuch auftragen und auf die betroffene Stelle auflegen, oder direkt auf die betroffene Stelle streichen. Mit einem dicken Tuch abdecken und ruhen. Jetzt erwärmt sich die Heilerdenpaste schnell und regt so die Durchblutung des kranken Gewebes an. Gute Durchblutung, gesundes Gewebe.

### Warmer Umschlag

Auch hier wird der Brei angerührt, aber dann im Wasserbad erhitzt. Hier muss man vorsichtig agieren, damit es nicht zu Brandwunden kommt, aber man bekommt schnell ein Gefühl dafür. Ich besitze einen kleinen Topf mit Wasserbadfunktion, der mir für diese Prozedur gute Dienste tut.

### Heilerde als Puder

Im Sommer, wenn es heiß ist, kann man etwas Heilerde in den Händen verteilen und sich dann damit einpudern, die Heilerde kühlt und hilft sofort.

### Heilerde als Maske

Paste mit Wasser oder Kamillentee anrühren, bis man eine dickflüssige Substanz erreicht hat. Je dicker man die Paste aufträgt, desto länger dauert es bis die Maske durchgetrocknet ist. Die Haut spannt etwas nach dem Abwaschen, hier kann man dünn etwas Feuchtigkeitscreme auftragen.

### Heilerde Maske gegen Rosazea

Zwei Esslöffel Heilerde mit warmem Wasser vermischen und zusätzlich einige Tropfen Nachtkerzenöl untermischen. Dünn auftragen und nach ca. 20 Minuten mit lauwarmem Wasser abwaschen, dabei nicht zu viel rubbeln, sondern vorsichtig abtragen, so dass die Haut nicht gereizt wird.

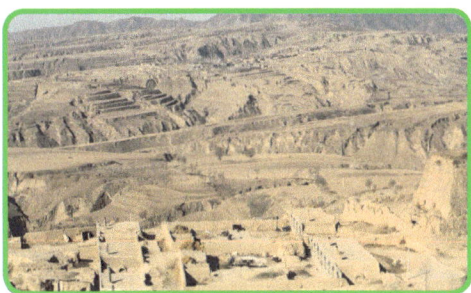

*LÖSSWAND IN CHINA*

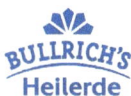

**BULLRICH'S Heilerde**

**Bullrich's Heilerde Kapseln**
Kapseln zur Einnahme

**Gebrauchsanweisung**

Liebe Patientin, lieber Patient!

Bitte lesen Sie folgende Gebrauchsanweisung aufmerksam, weil sie wichtige Informationen darüber enthält, was Sie bei der Anwendung dieses Medizinproduktes beachten sollen. Wenden Sie sich bei Fragen bitte an Ihren Arzt oder Apotheker.

**Wirkstoff:**
Heilerde (naturreiner Löss)

**Zusammensetzung**
1 Kapsel enthält:
Wirksamer Bestandteil:
Heilerde 900 mg
Sonstige Bestandteile:
Magnesiumstearate, pflanzliche Zellulose (Kapselmaterial)

**Darreichungsform**
Kapseln zur Einnahme als mineralisches Magen-Darm-Mittel

**Packungsgröße**
48 Stück

**Hersteller**
△ delta pronatura
Kurt-Schumacher-Ring 15 – 17
D-63329 Egelsbach

**Vertrieb**
△ delta pronatura
Kurt-Schumacher-Ring 15 – 17
D-63329 Egelsbach

s.a.m. Pharma Handel GmbH
A-2380 Perchtoldsdorf

**Anwendungsgebiete**
Das Medizinprodukt dient insbesondere zur

• Linderung von Magen-Darm-Beschwerden (Magendruck, Völlegefühl)
• Unterstützung der Darmsanierung
• Bindung von Fetten, Säuren und Schadstoffen aus der Nahrung
• Reduzierung der Cholesterinaufnahme
• Unterstützung beim Heilfasten, Entgiften und Entschlacken

*BEIPACKZETTEL*

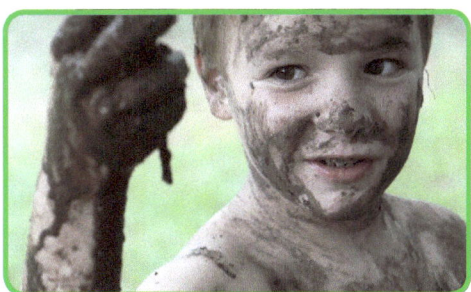

*LEHM MACHT SPASS*

# Lernen

Es gibt so viel zu lernen!

Wie oft höre ich auch aufgrund meines Berufs, dass Menschen sich darüber ärgern Neues lernen zu müssen. Da wird schon wieder die Software aktualisiert und ein neuer Bildschirm muss erfasst werden. Die Bahntickets kann man nicht mehr kaufen ohne sich von Menüs auf dem Bildschirm führen zu lassen.

Warum kann es nicht als zusätzlicher Sport angesehen werden, Neues zu lernen. So ist mein Urgroßvater, der nicht studieren durfte, morgens nur aus dem Haus zur Arbeit gegangen, wenn er einen Zettel in der Jackentasche mit zehn englischen Vokabeln eingesteckt hatte. Tagsüber wurden diese memoriert, und Sie dürfen mir glauben, mein Urgroßvater war im Kopf noch im sehr hohen Alter topfit und konnte ohne höhere Schulbildung jedes englische Buch lesen.

Wir vergessen oft, dass nicht nur die körperlichen Muskeln trainiert werden müssen und dem Körper Vitalstoffe zugeführt werden müssen, sondern auch unserem Gehirn, das ähnlich einem Muskel trainiert werden kann und arbeitet.

Schade, dass Bildung in unserer Gesellschaft nicht mehr als Gut angesehen wird, welches nur mit hohem Einsatz erworben werden kann. Es wird sozusagen als Beiprodukt, und lästiges Übel angesehen. Ich kann heute noch viele Sprüche und Gedichte aus meiner Kindheit und Jugendzeit und verbinde damit auch Vergangenheit.

Jedenfalls bin ich der Überzeugung, dass aktives Lernen, Auswendiglernen und Lernen neuer Lebenszusammenhänge mit positiver Stimmung durchaus auch positive Auswirkung auf meinen Körper und mein Gehirn haben. Ich freue mich, wenn ich wieder Neues gelernt habe und anwenden kann. Die Freude verstärkt dann weiter die positive Auswirkung des Lernens.

Versuchen Sie einmal ganz konsequent wie bei Diät, oder Rauchen aufhören vier Wochen jeden Tag etwas zu lernen, vielleicht ein Gedicht. Sie werden staunen, dass ihr Kopf besser funktioniert. Messen können Sie es nicht, aber bestimmt merken Sie es.[1]

---

1 Alles sind Bücher aus meinem Regal. Es macht viel Spaß darin zu stöbern.

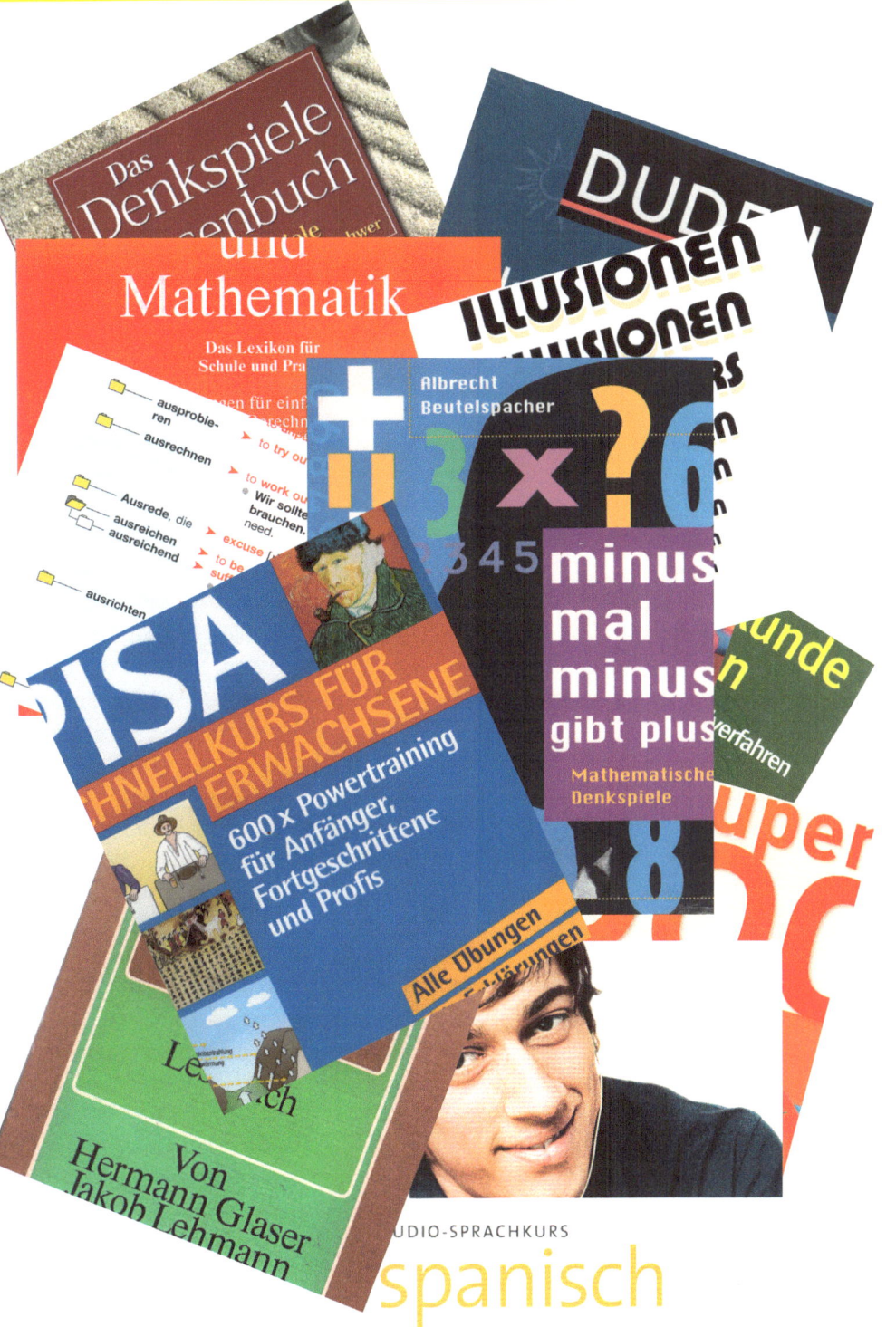

# Gesündeste Lebensmittel

Es ist schon einige Jahre her, da unterhielt ich mich mit einem Vertreter für Tiernahrung. Wir waren in der Stadt und kamen an allen möglichen Imbissbuden vorbei. Der Herr war ziemlich übergewichtig und man merkte, dass ihm das Laufen, obwohl noch relativ jung, doch schwerfiel.

Er war regelrecht begeistert von seiner Tiernahrung. Begeistert muss man auch sein, wenn man etwas verkaufen möchte. Er erzählte jedenfalls, dass die Firma eine Forschungsstation in Frankreich unterhält, in der Hunde, Katzen und andere Haustiere leben. Es geht den Tieren hier gut, es wird lediglich festgehalten und erforscht, was in die Tiere hineingeht und was wieder herauskommt. Eine Katze lebt(e) hier, die war schon 28 Jahre und noch gesund und auch ein Hund von über 20 Jahren. Der Vertreter sprach darüber, dass man das Tierfutter in der Station derart optimiert hatte, dass Tiere, die damit gefüttert werden, in jeder Lebensphase die optimale Versorgung mit Nährstoffen und Vitaminen erfahren und so lange gesund und kräftig bleiben und sehr, sehr alt werden. Dabei biss er dann herzhaft in ein Brötchen mit Currywurst. Meine lapidare Frage, warum man das beim Menschen denn nicht auch einmal versuchen sollte, führte dazu, dass er sich verschluckte und sich mit einem Schlag bewusst wurde, dass er zwar das Wissen zur gesunden Lebensweise besaß, aber in keinster Weise angewendet hatte.

Nun, man kann natürlich keinen Menschen dazu zwingen - auch nicht wenn er klein ist - nur ausgesuchte Nahrungsmittel zu sich zu nehmen, dauernd Sport zu machen und sich zu pflegen. Man muss auch mal genießen dürfen und „ungesund" essen. Trotzdem meine ich, dass es durchaus einmal einen Versuch wert wäre, von klein auf bei Kindern ein Empfinden dafür zu wecken, was ihnen gut tut und was nicht. In meiner Kindheit und Jugend wurde das nicht thematisiert, nicht das Essen, nicht die Zähne, nicht die Bewegung, einfach kein Thema. Andere mögen andere Erfahrungen gemacht haben, ich musste alles aus eigenem Antrieb lernen.

Kann man nicht in den Schulalltag Körperlehre integrieren? Viele Kinder kennen heute kein selbstgemachtes Essen mehr. Es wäre eine echte Investition in die Zukunft, da ich davon überzeugt bin, dass ein gesunder Lebensstil durchaus dazu beitragen kann, gesund zu altern, sterben müssen wir natürlich, und dabei anderen auch nicht zu Last zu fallen.

Man kann diesen Gedanken der gesunden Lebensweise auch als egoistisch interpretieren, wenn ich den ganzen Tag nur damit beschäftigt bin mich gesund zu halten. Die Möglichkeiten, die ich hier versuche aufzuzeigen, sind aber nicht schwer durchzuführen und durchzuhalten, sie kosten wenig. Die leichte Integration in den Alltag lässt durchaus Spielraum für Andere und Anderes.

Bei meiner Recherche zu den gesündesten Lebensmitteln kam Currywurst nicht vor, Chips auch nicht, genauso wenig kamen Pralines und Eistee und Tiefkühlpizza vor. Aber ist das denn nicht logisch? Man hat doch ein Gefühl dafür, dass unverarbeitete, frische Lebensmittel gesünder sind als Produkte, die man fertig kaufen kann oder die angemischt sind.

Essen muss frisch sein, gesund aussehen, bunt sein, gut schmecken und mit Liebe zubereitet sein. Gegessen sollte es werden mit Achtsamkeit und Freude, mehr muss ich nicht wissen.

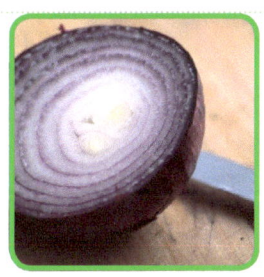

CHLORELLA
CRANBERRIES
DATTELN
EIER
FEIGEN
FLEISCH
GRANATAPFEL
GRÜNER SALAT

ACEROLA
ÄPFEL
ARTISCHOCKE
AUBERGINE
BANANAEN
BEEREN
BIRNEN
BOHNEN

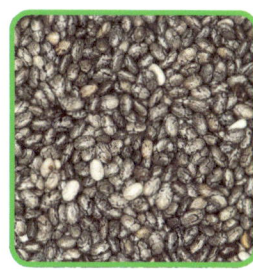

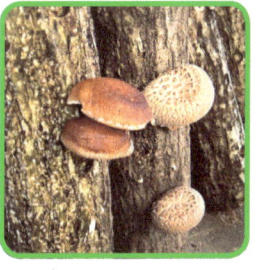

GRÜNER TEE
GURKEN
HAFERFLOCKEN
HANFSAAT
HEFE
HIRSE
HONIG
HÜLSENFRÜCHTE

BRENNESSEL
BROKKOLISPROSSEN
BROT
BUTTERMILCH
CHIASAMEN
CHICOREE
CHINOA

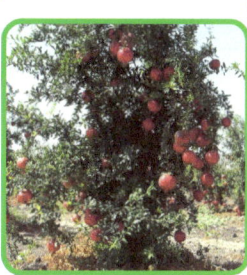

HÜTTENKÄSE
KARTOFFEL
KARTOFFELN
KCIHERERBSEN
KEFIR
KERNE (SONNENBLUMEN, KÜBIS, PINIEN)
TROCKENPFLAUMEN
U.V.M.

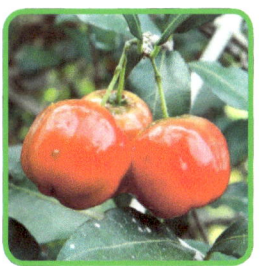

# Die Knoblauchkur entsteht

## Zutaten

Ca. 40 ...kleine Knoblauchzehen

6 – 8 .....Biozitronen

1 l .......Wasser

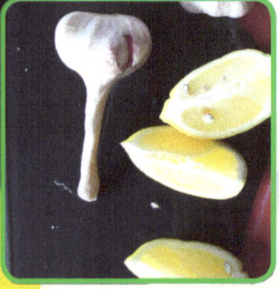

Die Zitronen mit heißem Wasser abwaschen, am besten richtig abbürsten. Die Knoblauchzehen schälen. Die Zitronen in kleine Stückchen schneiden und im Mixer pürieren. Dann die Knoblauchzehen dazugeben und weiter pürieren. Mit einem Liter Wasser aufgießen und erneut pürieren.

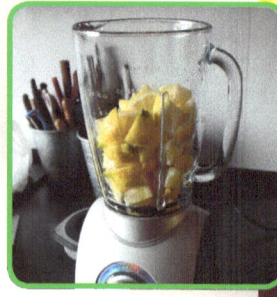

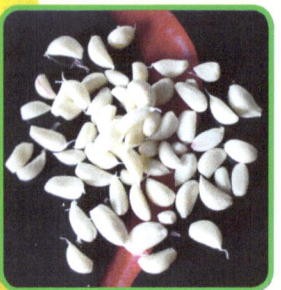

Diese Masse in einem Kochtopf kurz zum Kochen bringen.

In saubere Schraubgläser abfüllen, und die Gläser auf den Kopf stellen, so dass sie sich richtig verschließen.

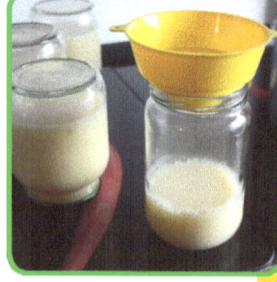

Wenn die Gläser abgekühlt sind, kann man sie wochenlang im Kühlschrank stehen lassen.

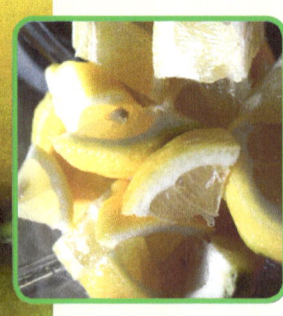

Jeden Tag ein Schnäpschen genießen

# Gelbes Nahrungsmittel - Mais

Für die Gelbfärbung von Obst und Gemüse sind Carotinoide verantwortlich. Sie gelten als Antioxidantien, stimulieren das Immunsystem, und wirken vorbeugend gegen viele Erkrankungen. Gelb wirkt heiter, warm auf den Körper und die Seele, gelb stärkt die Nerven.

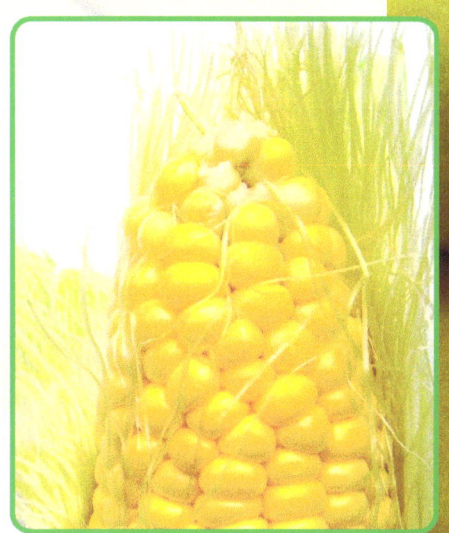

Maiskolben, Melonen, Ananas, Zitronen, Paprika, Bananen, Curry, Käse, Kaktusfrüchte, Äpfel, Apfelsinen, Bohnen, Kürbis, Getreide, gelbe Zucchinie, Pilze, Chicoree, Pastinake, Birne, Mango, Mirabelle, gelbe Pflaumen, Grapefruit, Kurkuma, Ingwer.

### Gekochte Maiskolben

Maiskolben von den Blättern und den Fäden befreien. In einen großen Topf in kochendes Salzwasser geben und 20 Min. leicht kochen. Mit Pfeffer und Salz würzen und mit zerlassener, aber nicht gebräunter Butter begießen. An der schmalen Stelle zum Halten einen Zahnstocher oder einen Maishalter reinstecken und aus der Hand essen.

### Maiskolben haltbar machen

Man sammelt wieder mal wieder Schraubgläser. Wenn es frische Zuckermaiskolben zu kaufen gibt kann man diese haltbar machen, so dass man immer leckere Maiskolben vorrätig hat. Maiskolben können eine ganze Mahlzeit ersetzen und sind schnell zubereitet.

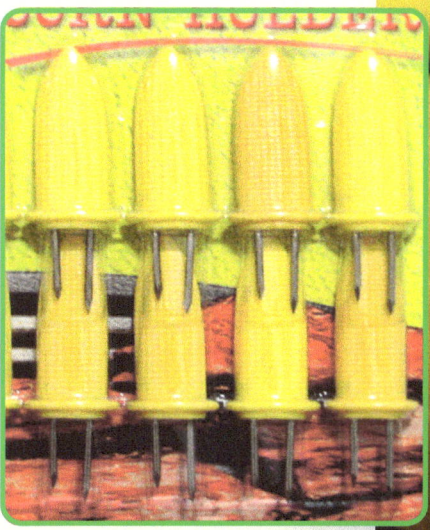

Um sie haltbar zu machen, löst man Blätter und Bart ab und schneidet die Maiskolben auf die Länge der vorbereiteten Schraubgläser zu. In reichlich Wasser, dem man vorher Zucker zugegeben hat, kocht man die Maiskolben ca. 25 - 30 Minuten. Kein Salz zugeben, der Zucker macht die Kolben zart. Nach der Kochzeit gibt man die Kolben in die Schraubgläser, die man mit heißem Wasser ausgespült hat. Man füllt das Glas dann mit der Kochflüssigkeit auf und verschließt es sofort wieder. Ich stelle dann die Gläser auf den Kopf und lasse sie langsam auskühlen, sie müssen dicht verschlossen sein, damit keine Bakterien eindringen können. Die Maiskolben bleiben bis zu einem Jahr und darüber hinaus haltbar, dann kann man aber auch wieder frische kaufen.

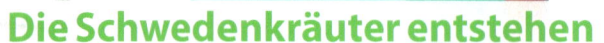
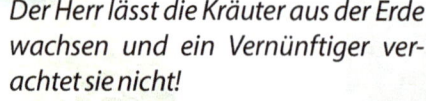

## Die Schwedenkräuter entstehen

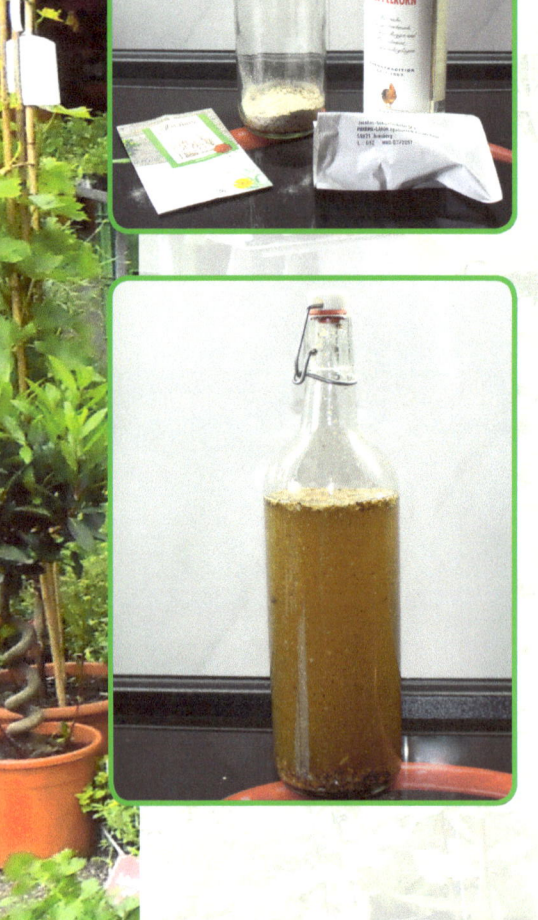

*Der Herr lässt die Kräuter aus der Erde wachsen und ein Vernünftiger verachtet sie nicht!*

So steht es auf der Packung von Apotheker Försters Schwedenbitter Kräutermischung.

Den Inhalt der Packung gibt man in eine saubere Flasche. Dann steht in der Anleitung, dass man einen halben Liter Korn oder Wacholder darüber gießen soll.

Ich setze die Mischung immer mit ca. 0,75 l Doppelkorn an und lasse sie auch länger als angegeben (eine Woche) - ich lasse sie immer ca. drei Wochen stehen. Den Inhalt sollte man öfter schütteln, das vergesse ich schon mal, das ist aber auch nicht schlimm.

Pro Tag sollte man dann ca. ein Pinchen genießen. Sie werden nach einigen Wochen merken, dass Sie ausgeglichener werden, besser schlafen und sich ingesamt wohler fühlen.

# Frankfurter Grüne Soße

So etwas Schönes kann man in Frankfurt kaufen. Meine Schwiegertochter brachte sie zu einem Besuch mit. Nun wachsen die Kräuter auf meinem Balkon. Im Umkreis von Frankfurt kann man auf den Märkten ganze Pakete mit den Kräutern für die „Grüne Soße" kaufen, frisch und bereits zusammengestellt, man muss sie nur noch waschen und kleinschneiden.

## Zutaten:

ca. 250 g . Kräuter

(je 20% Petersilie, Schnittlauch, Sauerampfer; je 10% andere)

1 l . . . . . . . saure Sahne

1 Tl . . . . . . Salz

1 Tl . . . . . . Zucker

1/2 Tl . . . . Pfeffer

2 Tl . . . . . . mittelscharfer Senf

1 Tl . . . . . . Meerrettich

2 . . . . . . . . Eier (hart gekocht und zerhackt)

## Zubereitung:

Die Kräuter waschen, trocknen und grob entstielen. Mit einem Wiegemesser fein hacken und unter die saure Sahne ziehen. Die Gewürze und die Eier einrühren, anschließend gekühlt zwei Stunden ziehen lassen. Vor dem Servieren nochmals abschmecken.

Dazu werden traditionell Pellkartoffeln und hart gekochte Eier gereicht. Als Festtagsvariante Tafelspitz statt Eier.

Enthaltene Kräuter: Borretsch, Kerbel, Kresse, Petersilie, Pimpernelle Sauerampfer, Schnittlauch.

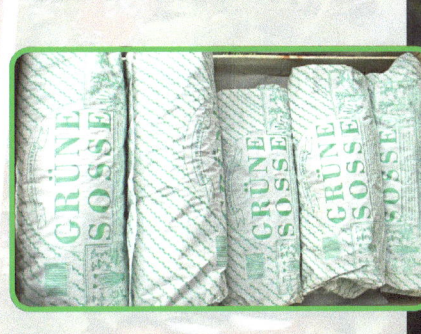

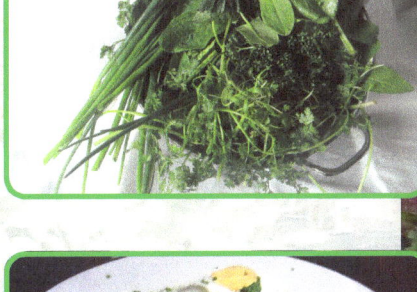

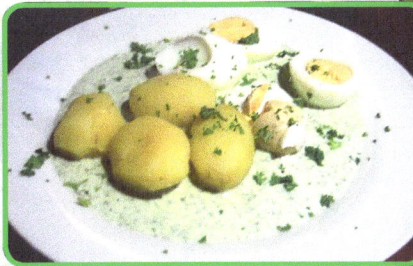

# Das Apfelfrühstück entsteht

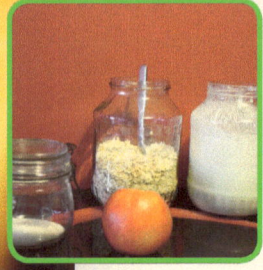
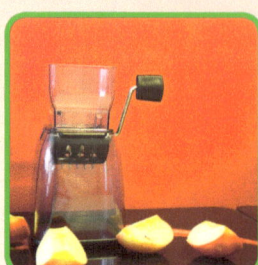

## Zutaten:

1 . . . . . . . . Apfel

4 . . . . . . . . Esslöffel Haferflocken

Zucker oder Süßstoff

Joghurt nach Belieben

evtl. 3 Walnusshälften und 2 Paranüsse oder jede andere Nusssorte

## Zubereitung:

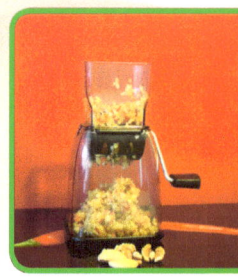
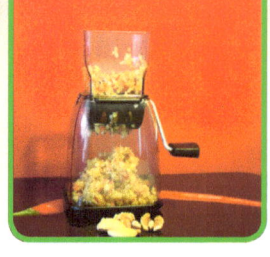

Den Apfel gut waschen, in Viertel schneiden und mit dem Gemüseschneider in sehr kleine Stückchen schneiden. Wenn man Nüsse verwendet, diese auch klein schneiden.

In eine kleine Schüssel geben und die Haferflocken darüber streuen. Dann das Joghurt dazu geben. Eventuell süßen mit Zucker, Agavendicksaft oder Süßstoff, so wie man es mag.

Alles gut verrühren und genießen, dieses Frühstück macht lange satt, belastet nicht und macht einen fit für den Tag.

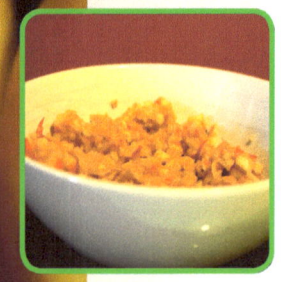
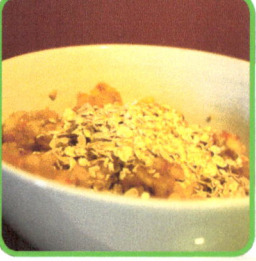

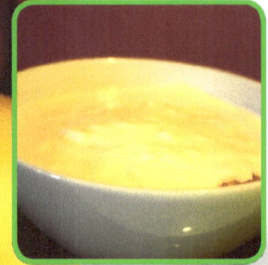
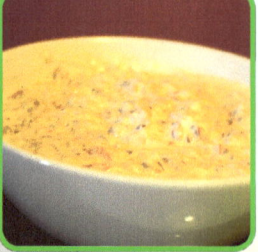

# Kisir - türkischer Bulgursalat

## Zutaten:

250 g . . . . Bulgur (der sehr feine)

. . . . . . . . . Heißes Wasser

2 Essl. . . . . Tomatenmark

2 Essl. . . . . Paprikamark

5 Essl. . . . . Öl

1 . . . . . . . . mittelgroße Zwiebel

1/2 . . . . . . halbe Gurke ausgehöhlt

2 . . . . . . . Tomaten, ausgehöhlt

Viel Petersilien

Salz und Pfeffer

2 Essl. . . . Paprikapulver, edelsüß

1 . . . . . . . Zitrone ausgepresst

In einer flachen Schüssel verteilt man den Kisir und träufelt zum Schluss den Zitronensaft darüber. Er sollte jetzt eine Nacht durchziehen.

Kisir wird auf Salatblättern gereicht und angerichtet, das sieht schön aus, und schmeckt im Sommer draußen auch sehr gut.

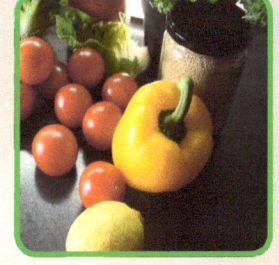 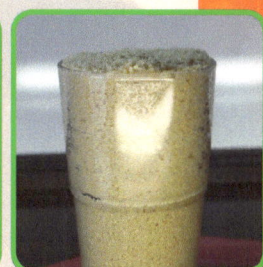

## Zubereitung:

Das war meine erstes „gesundes Rezept", eine türkische Freundin hat es damals für mich zubereitet und es hat mir so gut geschmeckt, dass ich mir ab dann keine Sorgen mehr machte, was ich denn essen sollte. Aus diesem Grund möchte ich es hier auf jeden Fall mit aufnehmen.

Den Bulgur gibt man in eine Schüssel, übergießt ihn mit dem heißen Wasser, so dass das Wasser ca. 2 - 3 cm über dem Bulgur steht und lässt ihn ziehen. Alles Gemüse, was man verarbeiten möchte muss wirklich sehr fein geschnitten werden, man kann dem Rezept auch Spitzpaprika oder sonstiges Gemüse beigeben. Die Zwiebel wird im Öl etwas angeschwitzt. Paprika- und Tomatenmark werden zugegeben und mit etwas Wasser abgelöscht. Dieses Gemisch wird unter den Bulgur gehoben.
Sobald alles abgekühlt ist, gibt man das andere Gemüse hinzu, vermischt alles gut und würzt mit Salz, Pfeffer und Paprikapulver. Zuletzt gibt man die Petersilie dazu.

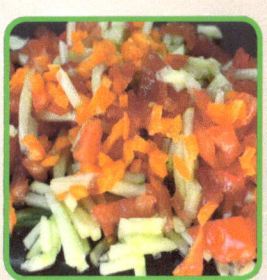 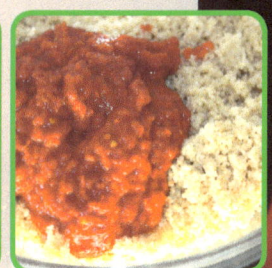

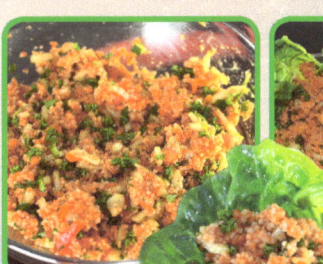 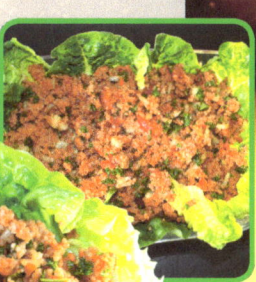

*So wird Kisir serviert, man benötigt keine Teller*

# Grüne Suppe

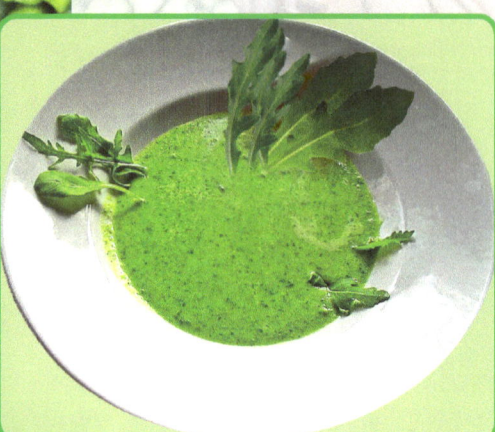

### Zutaten:

300 g . . . . Erbsen, tiefgekühlt

0,5 l . . . . . . Gemüsebrühe

etwas . . . . Butter

125 g . . . . Sahne

100 g . . . . Ruccola

Salz und Pfeffer

### Zubereitung:

Die tiefgekühlten Erbsen in Butter im Topf etwas anbräunen, mit Bouillon und Sahne aufkochen und für ca. 5 Minuten köcheln lassen, den Ruccola dazugeben und wieder kurz aufkochen. Die Suppe pürieren und mit einem Klecks Sahne und etwas Ruccola garnieren.

# Grüner Spargel gebraten mit Sesam

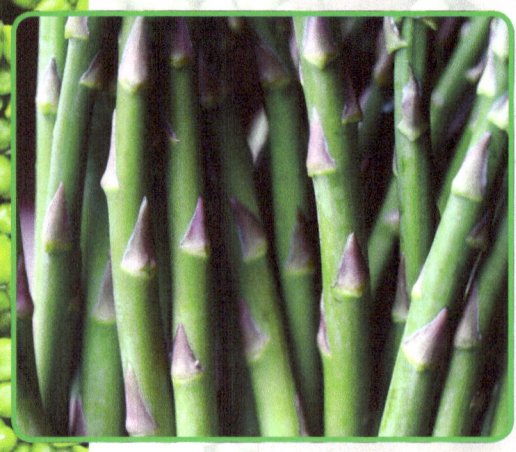

### Zutaten:

1 kg . . . . . . Grüner, frischer Spargel

50 g . . . . . Sesam

Grobes Salz

Olivenöl

### Zubereitung

Sesam in der Pfanne ohne Öl rösten und herausnehmen. Den Spargel schräg in Stücke schneiden. In einer Pfanne Olivenöl erhitzen und grobes Salz zugeben. Wenn das Öl heiß ist, den gewaschenen Spargel hineingeben und unter stetem Wenden garen. Kurz vor Beenden der Garzeit (bis zu 15 Minuten) den gerösteten Sesam darüber geben, wenden und servieren. Dazu schmecken Kartoffeln und Schinken, wenn man Fleisch isst.

# PS: Wenn einmal alles zu spät ist

Kann es sein, dass ich meine Familie hier finde:

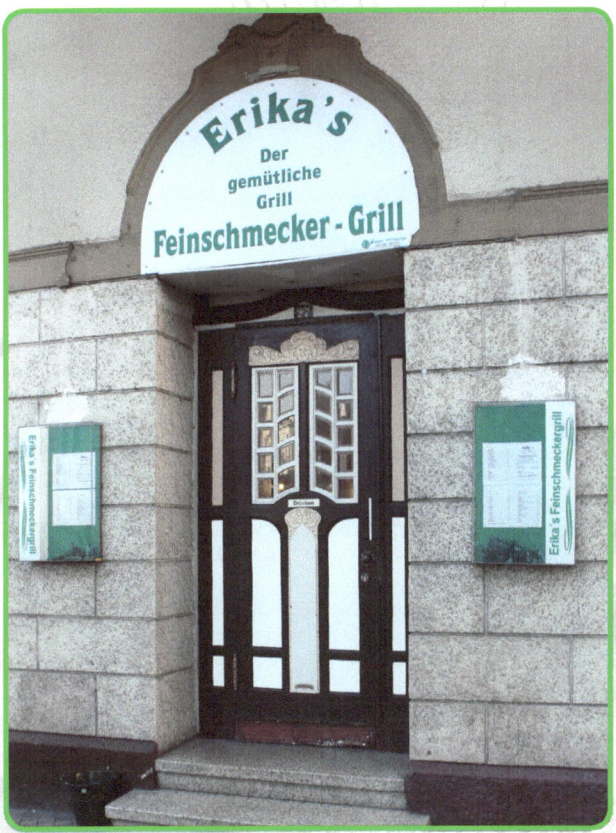

Sie nennen das Ruhrgebietsvitamine. Ich will es ihnen gönnen!

# Anhang

## Bildnachweise

**Coverbild Buch Allen Carr - Seite 8**
http://shop.recentr.com/media/image/thumbnail/2ee47fe68192be43bcfe4d3fca2c1b69_720x600.jpg
**Zigarettenspieluhr - Seite 10**
http://www.ebay.de/itm/BRONZE-SCHATULLE-ZIGARETTENSCHATULLE-MIT-SPIEL-
UHR-/170921760664?pt=Mobiliar_Interieur&hash=item27cbbb1798
**Gräfe und Unger / Glyxdiät - Seite 13**
(http://images.booklooker.de/isbn/9783774257856/Grillparzer+Die-GLYX-Di%E4t-Abneh-
men-mit-Gl%FCcks-Gef%FChl.jpgf)
**Obstbild - Seite 70**
https://visualsonline.cancer.gov/retrieve.cfm?imageid=2451&dpi=300&fileformat=jpg
**Klosterbürste - Seite 15**
http://www.zentrum-der-gesundheit.de/klosterbuerste.html
**Knoblauch - Seite 17**
http://upload.wikimedia.org/wikipedia/commons/2/22/Garlic.jpg
**Knoblauch nach dem Trocknen - Seite 17**
http://upload.wikimedia.org/wikipedia/commons/1/14/Knoblauch_Allium_sativum_in_a_store.JPG
**Zitronen - Seite 17**
http://upload.wikimedia.org/wikipedia/commons/d/d5/Zitronen_abends.jpg
**Schroepfen_1:**
privat
**Schroepfen_2 - Seite 19**
http://www.google.de/imgres?imgurl=http%3A%2F%2Fupload.wikimedia.org%2Fwikipedi-
a%2Fcommons%2Ff%2Ff6%2FJohann_Liss_002a.jpg&imgrefurl=http%3A%2F%2Fde.wikipedia.
org%2Fwiki%2FBader&h=2421&w=1925&tbnid=rA93KA0StK5jmM%3A&zoom=1&docid=cpTojQt-
PnIwM2M&ei=wABIU8LRC4GttAalqoCQDQ&tbm=isch&iact=rc&dur=3258&page=1&start=0&nd-
sp=83&ved=0CLgCEK0DMEc
**Schroepfen_3 - Seite 70**
http://www.google.de/imgres?imgurl=http%3A%2F%2Fupload.wikimedia.org%2Fwikipedia%2Fcom-
mons%2F6%2F69%2FCrosso_-_Cupping-mat.JPG&imgrefurl=http%3A%2F%2Fde.wikipedia.org%2F-
wiki%2FSchr%25C3%25B6pfen&h=1932&w=2576&tbnid=9a86DMfWs2O6FM%3A&zoom=1&docid=-
JXNjP2Bkfl5bpM&ei=bANIU8m8IseltQa1pYGYDA&tbm=isch&iact=rc&dur=1619&page=1&start=0&nd-
sp=3&ved=0CGQQrQMwAg
**Schroepfengedicht - Seite 70**
http://books.google.de/books?id=QZE6AAAAcAAJ&pg=PA605&lpg=PA605&dq=gedicht+-
schr%C3%B6pfen&source=bl&ots=USwCwgvUo4&sig=27YOep1YxmdedkXIXWF8Mqpixeg&hl=-
de&sa=X&ei=egxIU_j0JoXCtAaRt4HgDA&redir_esc=y#v=onepage&q&f=false
**Myrrhe - Seite 70**
http://upload.wikimedia.org/wikipedia/commons/1/1f/Illustration_Myrrhis_odorata0.jpg
**Packung der Schwedenbittermischung - Seite 26 (privat)**
**Safran Seite 70**
http://pixabay.com/static/uploads/photo/2013/11/22/19/43/saffron-215932_640.jpg?i
**Kefirpilze - Seite 23**
alle privat
**Weihrauchharz - Seite 25**
http://de.wikipedia.org/wiki/Weihrauch
**Weihrauchbaum (Muskat, Oman) - Seite 25**
http://it.wikipedia.org/wiki/Incenso

**Borretsch - Seite 28**
http://upload.wikimedia.org/wikipedia/commons/6/6a/Borage_(Borago_officinalis).jpg
**Veilchen - Seite 28**
http://upload.wikimedia.org/wikipedia/commons/e/ec/Sonnenschein_auf_Veilchen.JPG
**Gänseblümchen - Seite 29**
http://www.ckkaempfe.de/chr/2008/pfaffenwinkel/pDSCN11664.jpg
**Ringelblume - Seite 29**
http://upload.wikimedia.org/wikipedia/commons/0/09/Calendula_officinalis_3517.jpg
**Zichorie - Seite 29**
http://upload.wikimedia.org/wikipedia/commons/9/91/Cykoria_podroznik_pokroj.jpg
**Bernstein - Seite 30**
http://upload.wikimedia.org/wikipedia/commons/1/15/Bernstein_-_Ostsee.jpg
**Flasche „Gold des Baltikum" - Seite 31**
privat
**„Intensives 5-Tibeter Training" auf Seite 39**
http://upload.wikimedia.org/wikipedia/commons/6/63/Ustrasana.jpg
**Zwei Liter Joghurt Bereiter - Seite 33**
http://www.amazon.de/Relaxdays-Joghurtmaker-Yoghurt-Maschine-wei%C3%9F/dp/B00BIGQYXM/
ref=sr_1_2?ie=UTF8&qid=1398157489&sr=8-2&keywords=joghurtbereiter+2+liter
**Gefu Zwiebel Schneider - Seite 33**
http://www.amazon.de/Gefu-GF13900-Zwiebelschneider/dp/B00008WV4A/ref=sr_1_65?s=kit-
chen&ie=UTF8&qid=1398159610&sr=1-65&keywords=zwiebelschneider
**Schon im 3. Jahrundert v. Chr. wurde Joghurt von den Thrakern hergestellt - Seite 33**
http://commons.wikimedia.org/wiki/File:Trak_peltasta.jpg
**Crosstrainer - Seite 34**
privat
**Hula Hoop**
privat
**„Jugend spielt Fussball" auf Seite 37**
http://commons.wikimedia.org/wiki/File:Youth-soccer-indiana.jpg
**Turshi - Seite 41**
http://commons.wikimedia.org/wiki/File:01032010019_Turshi.jpg
http://upload.wikimedia.org/wikipedia/commons/e/e4/Tursu.jpg
**Sauerkraut - Seite 41**
http://upload.wikimedia.org/wikipedia/commons/5/56/Sauerkraut_Jar.jpg
**Goldbart**
Privat
**Rossbacher Balsam**
Heinrich Hofmann I und ii um das Jahr 1905 Seite 45
http://www.rossbacher-balsam.de/
**Bild der Flasche**
privat
**Slowcooker**
privat
**Holunder**
alle Bilder privat
**Klimmzugstange - Seite 50**
http://www.ebay.de/itm/Klimmzugstange-Tuerstange-Reckstange-Turnstange-Tuer-
reck-/400458062902
**Tomatenbild Saftiges Rot - Seite 54**
http://commons.wikimedia.org/wiki/File:Tomato_je.jpg
**Lösswand in China - Seite 57**
http://upload.wikimedia.org/wikipedia/commons/3/39/Loess_landscape_china.jpg

**Lehm macht Spaß Seite 57**

http://upload.wikimedia.org/wikipedia/commons/8/87/First_Rain_(228226305).jpg

**Frankfurter Grüne Soße Seite 65**

http://upload.wikimedia.org/wikipedia/commons/f/f2/Gruene_sosse_verpackt_20080402.jpg

http://upload.wikimedia.org/wikipedia/commons/c/c6/Frankfurter_Gr%C3%BCne_So%C3%9Fe.jpg

http://upload.wikimedia.org/wikipedia/commons/9/9a/Gruenne_sauce_zutaten_in_frankfurt.JPG

**Maisbilder Seite 63**

http://upload.wikimedia.org/wikipedia/commons/7/72/Corn_holders.jpg

http://upload.wikimedia.org/wikipedia/commons/d/d3/Corn_on_the_cob.jpg

**Apfelbild Seite 66**

http://commons.wikimedia.org/wiki/File%3A%C3%84pfel_(Kiste).jpg

**Erbsenbild Seite 68**

http://commons.wikimedia.org/wiki/File%3AIndia_-_Varanasi_green_peas_-_2714.jpg

**Grüner Spargel Seite 68**

http://images.cdn.fotopedia.com/flickr-2348346843-original.jpg

# Weitere Nachweise

**Gedicht über die Wegwarte Seite 29**

http://books.google.de/books?id=sqv8RgIV2dMC&pg=PA484&lpg=PA484&dq=f%C3%B-
Chrt+aus+die+gallen+und+weissen+schleim+durch+den+stuhlgang...&source=bl&ots=sK-
bBlytujZ&sig=PUZJieNYfTFXNzG0LxKCzGZx2eI&hl=de&sa=X&ei=nuIUU_umlMeUtQbjuoD-
wAw&redir_esc=y#v=onepage&q=f%C3%BChrt%20aus%20die%20gallen%20und%20
weissen%20schleim%20durch%20den%20stuhlgang...&f=false